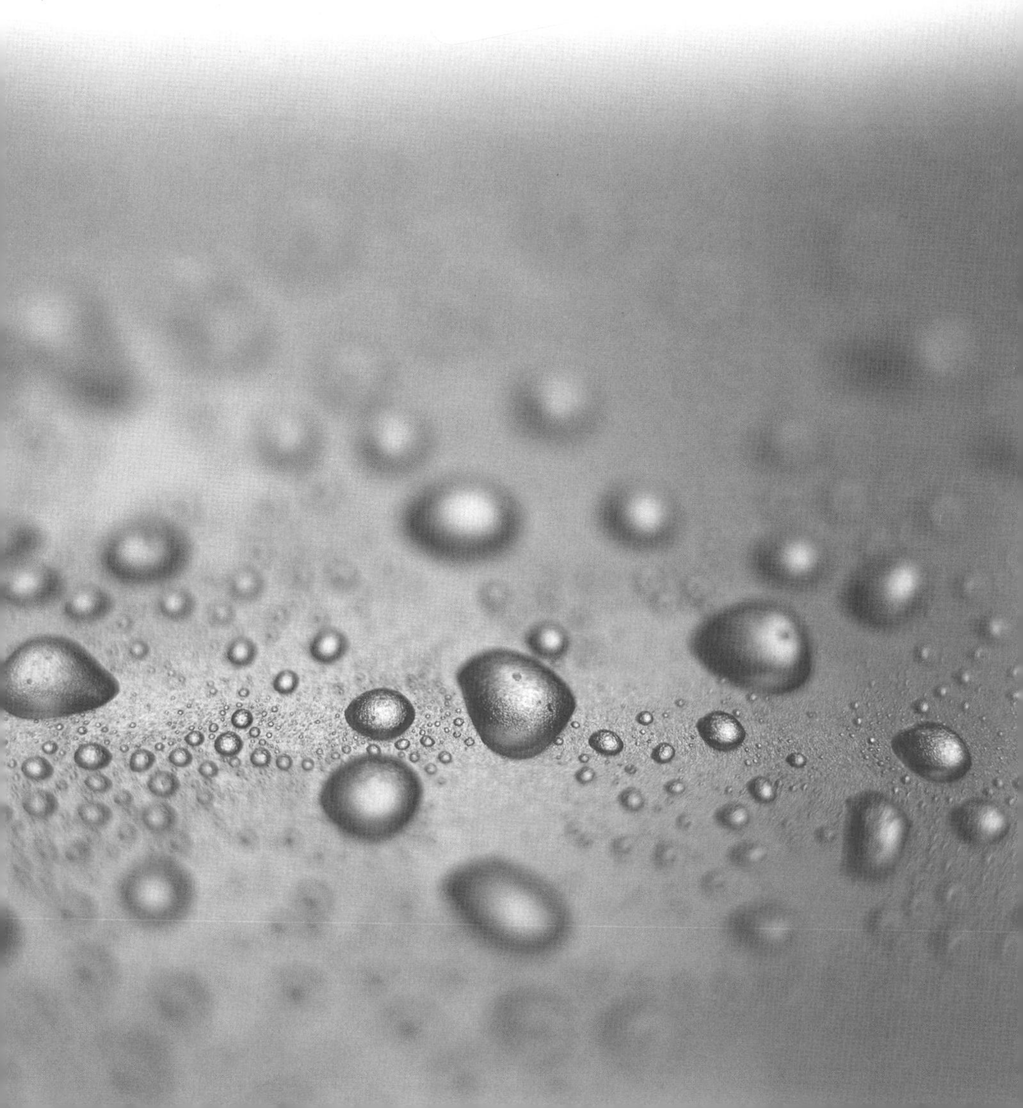

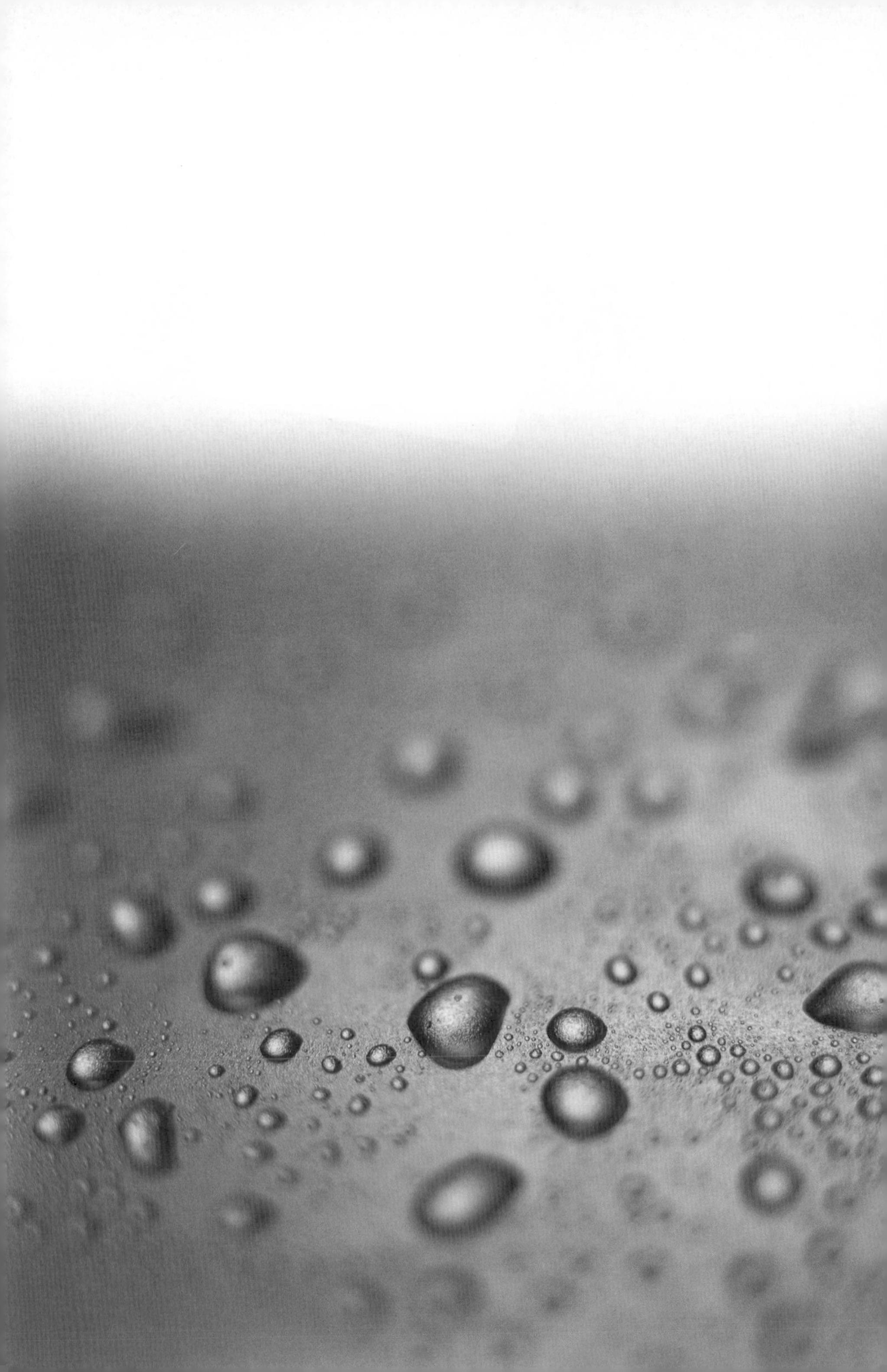

水革命の時代

台灣水博士．水的權威
中山大學醫學研究所教授
呂鋒洲— 著

多喝健康好水

富氫水

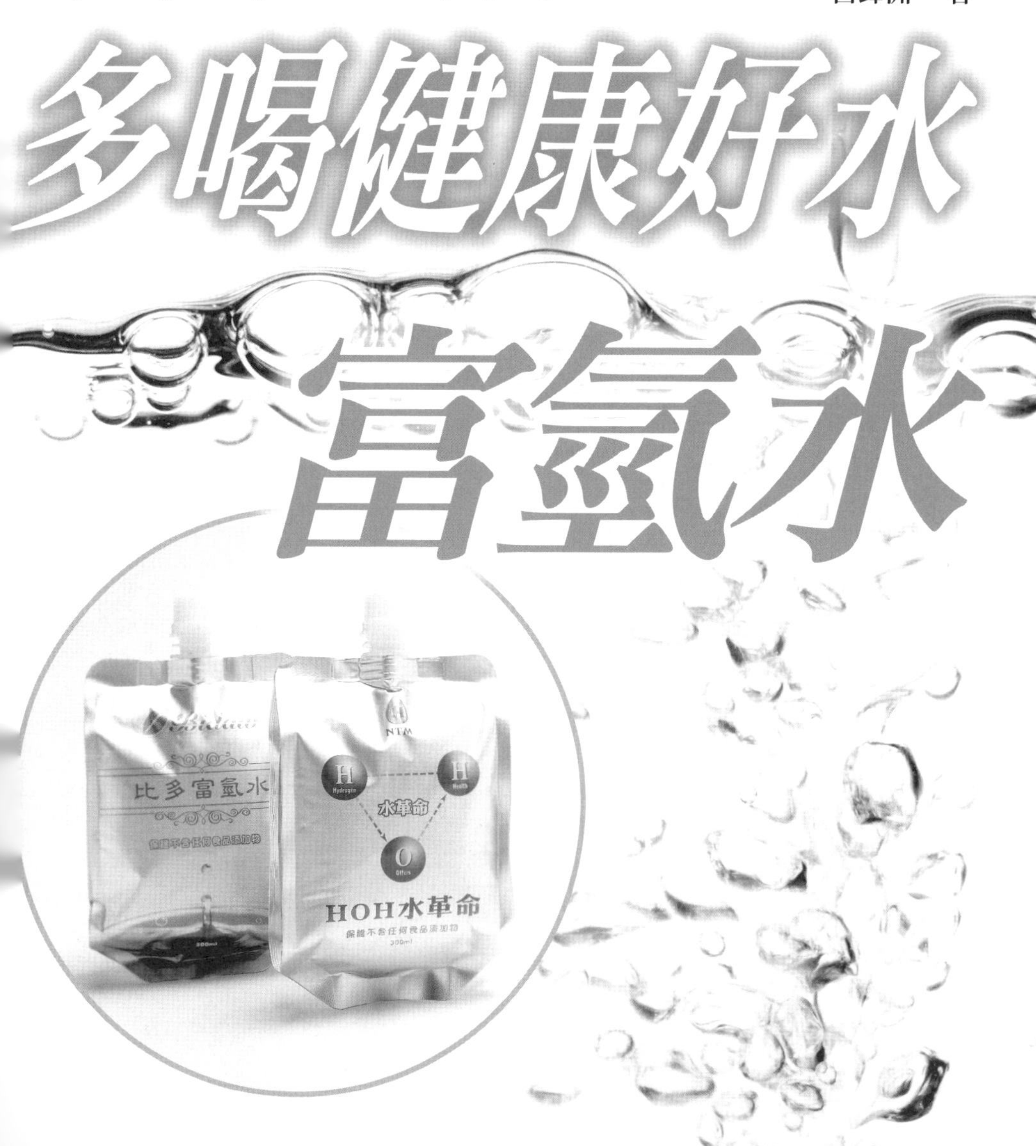

日本醫學博士林秀光先生說——

「並不是因為癌症，而導致水紊亂，而是由於水分子紊亂，才形成癌症。」

因此只要把水改為良質好水，就可以避免癌症，以及其他疾病！

呂鋒洲　教授簡介

學歷

台灣大學農化系、台大醫學院生化研究所、
美國奧勒岡州立大學生物物理及生化研究所畢業

曾任

台大醫學院生化研究所教授兼所長
中國醫藥大學營養系榮譽講座教授
中國生物化學及分子生物學會理事
中華民國毒物學會理事
中華民國臨床生化學會理事

現任

中山醫學大學應用化學系講座教授
中山醫學大學醫學研究所講座教授
台灣自由基學會理事
中國保健協會功能水分會名譽顧問
台灣機能水協會學術首席顧問

專攻

酵素學、物理生化學、環境毒物學、
自由基醫學與生物學

著作

發表學術性論文210篇以上，專著十餘本

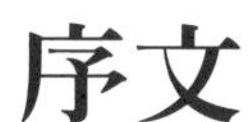

序文

一、水可以維持健康；水也可促進（改善）健康。

可以維繫生命的水就是政府提供的自來水；而能促進（改善）健康的水就叫做**機能水**（功能水）。

所謂機能水（功能水）就是具有抗發炎和抗氧化壓力的水。

發炎的因素有很多種，其中與活性氧（ROS）和氧化壓力（oxidative stress）最有關係。而活性氧群中的「氫氧自由基」（·OH）是最具有生物毒性的活性氧，它會誘導氧化壓力和產生各種發炎因子例如細胞素（cytokines）。存在於細胞內的其他活性氧，例如O_2^-和H_2O_2都有調節它們的機制存在，例如抗氧化酵素超氧化歧化酶（SOD）和過氧化氫酶（catalase）的催化作用，它們除了毒性不大，在細胞內尚存有其他生理功用。可是唯有「氫氧自由基」在身體內，則無調控它的機制存在，而且它也最具毒性，會破壞細胞內的生物分子，例如蛋白質、脂質及DNA，造成細胞的傷害，也產生許多疾病。

二、自從2007年日本學者Ohsawa等人發現氫分子(H_2)可以在細胞內消除・OH但不會消除O_2^-和H_2O_2之後，引起國際學者重視。

尤其中國、日本和美國著墨最多，台灣學者所知甚少，所以特寫本書介紹氫分子的實用性。

氫分子醫學儼然成為本世紀最重要的醫學研究之一，是最有希望獲得諾貝爾醫學獎的明日之星。依據國內外相關文獻報導，氫分子醫學治療法可以治療人類許多疾病，目前已知與氫分子醫學研究有關的疾病及發現有——

（1）糖尿病　（2）巴金森氏病　（3）阿茲海默氏病
（4）心肌損傷　（5）小腸發炎　（6）肝損傷
（7）腦中風　（8）放射線治療損傷　（9）中風
（10）高或低血壓　（11）高膽固醇　（12）肝臟功能
（13）癌症　（14）心絞痛　（15）心肌梗塞
（16）痛風　（17）哮喘　（18）關節炎
（19）過敏性皮膚炎　（20）聽力減少　（21）視力減退
（22）焦慮　（23）鬱悶　（24）腎臟病
（25）其他

等等多種疾病和情況。氫在動物以及人體有許多的研究報告，自從2007年Ohsawa的研究報告發表後，到2013年有關氫分子醫學的學術論文已竄升在百篇以上，可見大家對它的重視度與日俱增。

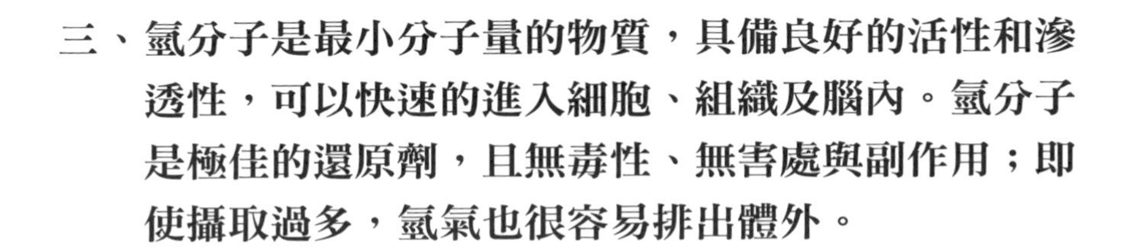

三、氫分子是最小分子量的物質，具備良好的活性和滲透性，可以快速的進入細胞、組織及腦內。氫分子是極佳的還原劑，且無毒性、無害處與副作用；即使攝取過多，氫氣也很容易排出體外。

氫分子進入水中就成為——具有**抗發炎和抗氧化壓力**的機能水（功能水），在我們的實驗室內，目前的研究成果有二項：

（1）成功的指導研發富氫水包

a.內含500ppb的氫分子（維持半年以上的時間）。

b.氧化還原電位ORP：-250mv（維持半年以上的時間）。

c.不含任何添加物。

（2）利用產生的富氫水，研究完成兩篇論文

a.探討富氫水抗阿茲海默氏症的作用機轉（細胞學實驗）。

b.富氫水的保肝功效（動物實驗）。

希望本書能夠引起學術界的研究興趣，並且有更多的產官學合作機會落實轉譯醫學概念，以達輔助醫學的角色。謝謝大家，最後謝謝幫我校稿的中山醫學大學醫學研究所博士候選人顏永仁先生。

呂鋒洲　謹誌於台北

2014.正月

目　錄

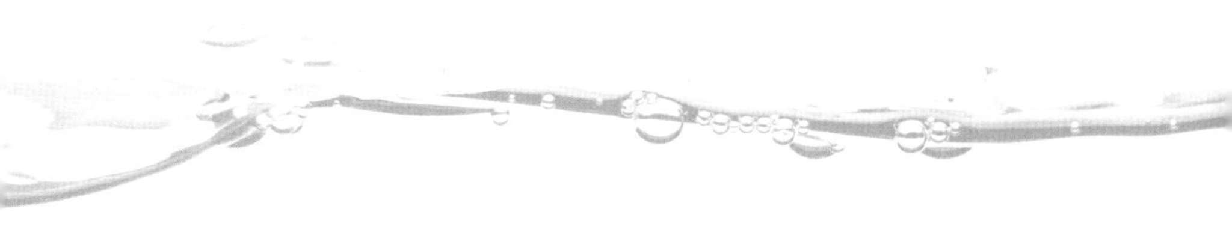

第五部　繼續探索富氫水的醫學用途 …… 171

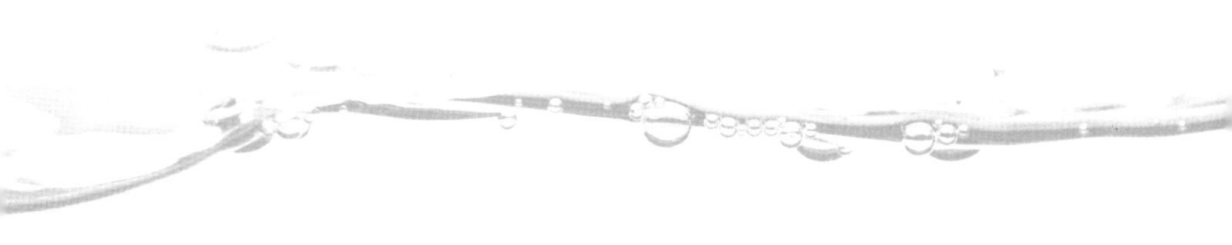

第1部

現代人的恐水症

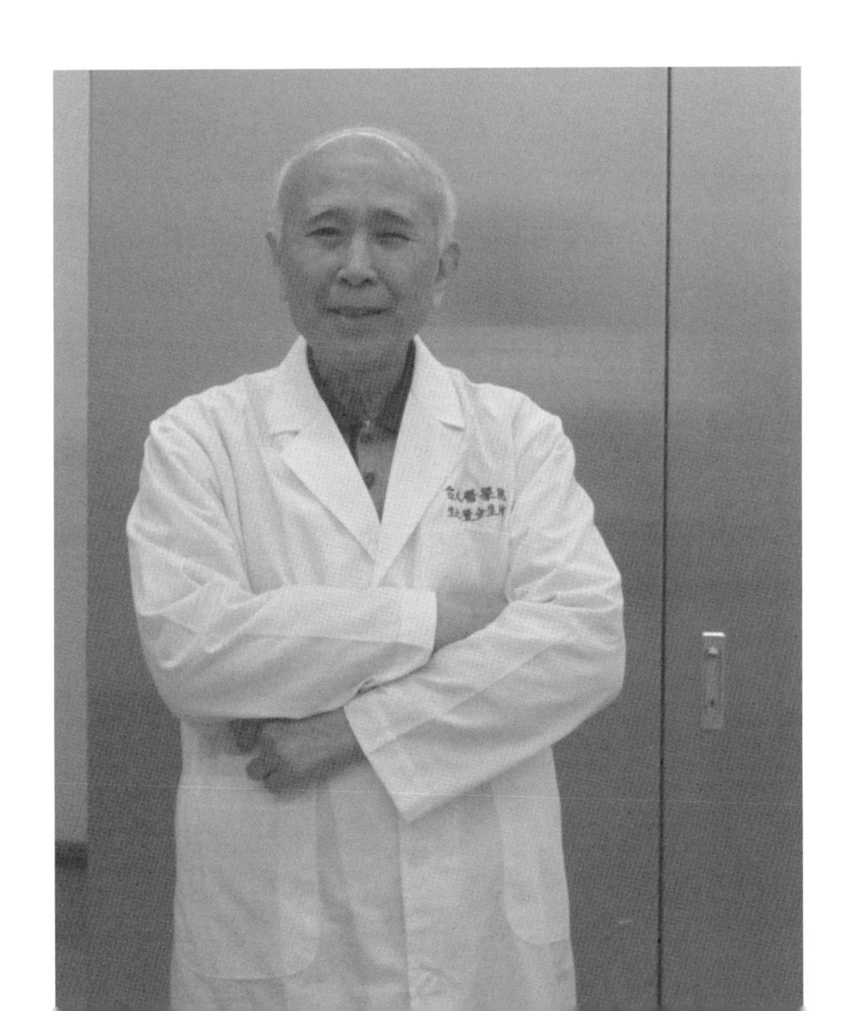

第一章
水污染事件

1. 船禍——有毒化學物質漂浮高雄外海

載運化學溶劑「對二甲苯」的巴拿馬籍金化學輪，於九十年六月二十八日凌晨由台中港南下行經永安港外海時，左舷遭海軍191中艦攔腰撞破船艙，導致九十六公秉的「對二甲苯」外洩污染海域，幸好無人員傷亡。

對二甲苯對環境的影響是，其蒸氣和液體易燃流動，攪動會產生靜電荷，蒸氣可造成瞬間火花。對二甲苯的危害特性是，若吸入會危害人體，刺激呼吸道，皮膚與眼睛，中樞神經之受抑制。對二甲苯所引起之主要症狀是：引起刺激眼睛，流淚，皮膚引起刺激、水泡、低體溫、耳鳴、反胃、嘔吐、胃痛、睏倦、肺部充血、肝臟受損、腎臟受損、昏迷。

〔資料來源〕中國時報　2001年6月29日　許志強　吳江東　張止群

2. 高屏溪污染事件

高屏溪過去又稱下淡水溪，是大高屏三縣市的生命之泉，不過長期以來污染情形嚴重，使得自來水公司七區管理處在高屏溪沿岸的取口水愈往上游，無論開深水井，設淨水場，都不能完全解決大高雄地區供水品質不良的問題，水的處理成本也節節高升，高雄地區的水費也比北市高，因此水公司和大高雄地區的用戶卻因此為高屏溪的污染付出極高昂的社會成本。

整體而言，高屏溪面臨的問題包括集水區的保護不良、畜牧、工業、農業農藥、廢水、家庭污水、超抽地下水，導致水位下降、出海口鹽化、非法浸占河床、濫採砂石、丟棄垃圾等，保育團體直指公權力的不張，才使高屏溪面臨一場浩劫。

〔資料來源〕（一）中時新聞分析記者 張篔
（二）自立晚報社評 2000年7月18日
（三）自立晚報記者 謝莉慧 2000年7月16日

3. 大肚溪污染廢溶劑

二○○一年五～六月間大肚溪出海口與王功沿海發生大量魚群暴

病原體：細菌　、病毒、朊毒體與寄生蟲
非病原性的細菌
有機微粒：如糞便、毛髮、食物、紙張纖維
可溶性有機材料：如尿素、果糖、藥物
無機微粒：如沙、砂石、金屬微粒與陶瓷
可溶性無機材料：氨、道路用鹽、海鹽、氰化物
動物：原生動物、昆蟲、節肢動物與小魚
大型固體：衛生棉、尿片、保險套、針頭
氣體：硫化氫、二氧化碳與甲烷
乳劑：塗料、膠粘劑、蛋黃醬、染髮劑與乳化油
毒素：農藥、毒物與除草劑
魚吃水虫
(受汞污染)
人吃魚
(含可溶性甲基汞)
長期累積發病
(水俁病)

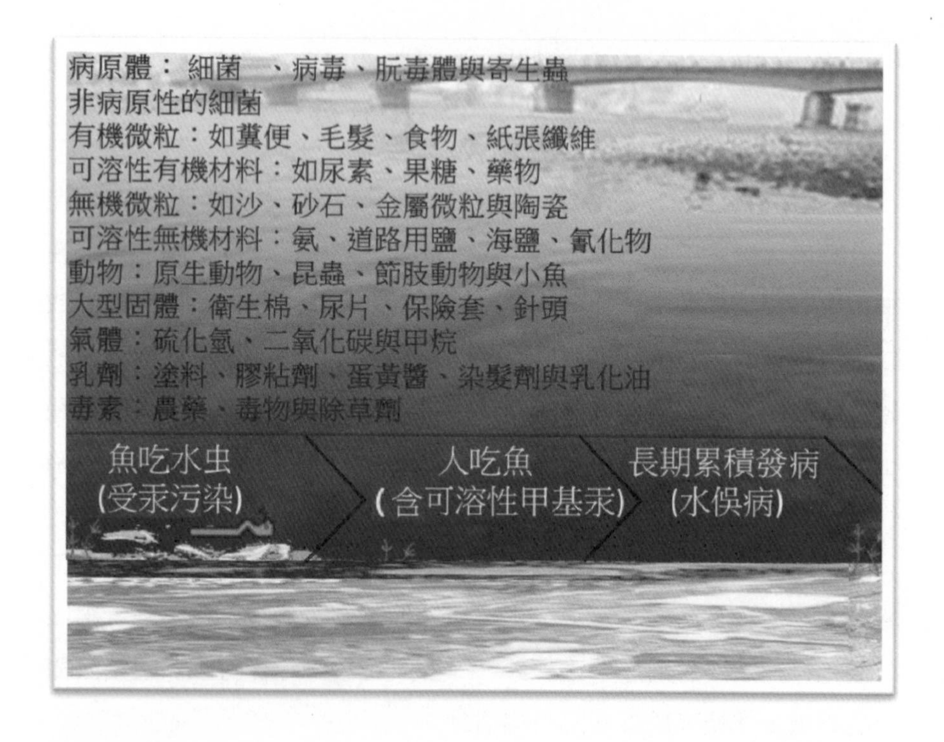

斃事件，經由民眾提出檢舉後中部查緝黑金特偵組接獲檢舉，位於中縣烏日鄉的合興桶業公司涉嫌傾倒廢溶劑。

〔資料來源〕中時晚報　焦點新聞　賈先發
台中報導　2000年10月23日

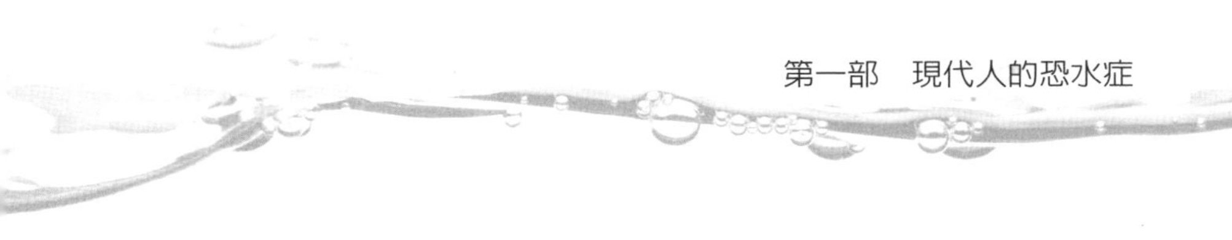

4. 二仁溪中毒深

二仁溪為台二十一條主要河川之一，發源地於高雄縣內門鄉，行經高雄縣及台南縣市，水體遭受嚴重污染。

二仁溪的污染源，百分之二十二來自市鎮污水，百分之三十九來自工業廢水，百分之三十九來自畜牧廢水。

〔資料來源〕自立晚報記者　謝莉慧

5. 地下水污染與癌症：美國無線電公司（RCA）員工逾二十人罹癌

據中時晚報八十七年五月三十日曹心會的報導，因污染地下水及土壤而被環保署勒令整治的美國無線電公司（RCA），雖然公司已關閉多年，但最近卻傳出離職員工紛紛罹患癌症的病例，至少已經得知有二十人得到癌症，其中十四人已死亡，這些得癌症的員工年紀都在三十到五十歲之間。由於RCA已經關閉，所以罹患癌症的員工及家屬，對於問題似乎都覺得束手無策。

6. 工業用廢水污染引起的公害
——恐怖的水俣公害病

（一）生物界的怪現象

水俣灣位於日本南部夷州島兩側叫「不知火海」之東岸。水俣市人口約十萬人。從一九五〇年代起，該地區出現一種「怪病」在當地居民中，發生一種「甲基汞中毒症」因其發生地理特殊，又發生在水俣灣這個地方故稱之為「水俣病」（minamata disease），這一名稱就廣泛流傳，並沿用下來。

在一九五〇年，在水俣灣水域就發現異常現象即魚類漂浮於海面、貝類經常腐爛、一些海藻枯萎。到一九五二年，發現烏鴉和某些海鳥在飛翔當中突然墜入海中、章魚和烏賊有時漂浮水面呈現半死狀態。到一九五三年發現貓、豬、狗等家禽中出現發狂致死現象，和出現「舞蹈病」的貓。即貓的步態猶如酒醉，大量流涎突然痙攣發作，或瘋狂的兜圈，或東竄西跳，有時昏倒不起。到一九五七～一九五八年，這樣病死的貓很多，致使在水俣灣附近的月蒲、出日、湯堂和茂道等地的貓，達到絕跡的程度，但是水俣灣中的魚類，大部分仍能繼續生存。漁民照舊捕魚，居民仍以魚為主要食品。

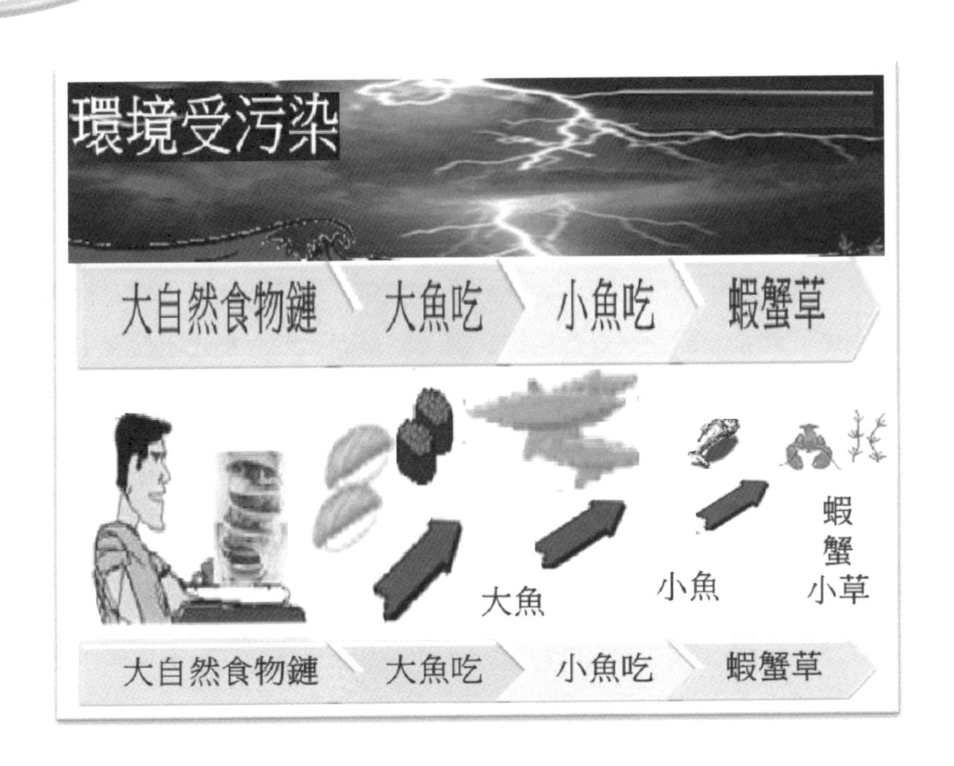

（二）病例終於出現了

在一九五六年四～五月間，發現兩名五歲左右的女孩（倆姊妹）和另外四人，患有步態不穩，語言不清和言譫語等腦障礙病（即水俁病），後來某醫院院長向水俁市衛生局報告說：「發生一種不能確定診斷的中樞神經系統疾病的流行」。這一天就是水俁病被官方發現的日期，因此得這種病的人症狀和貓發病症狀相似，當地人就稱之為

「貓舞蹈病」或「怪病」。

（三）很多重金屬成了懷疑的對象

一九五六年八月，熊本大學醫學部成立水俣病研究組，對流行病病因進行調查，認為不是傳染性疾病，而是因長期大量吃水俣灣中的魚貝類引起的一種重金屬中毒，毒物來自化工廠排出的廢水，當時工廠廢水中含有許多重金屬如錳、鈦、砷、汞、硒、銅和鉛等。究竟是那一種金屬是致病的元兇呢？熊本大學研究組認為應該對每一種毒物進行臨床病理和動物實驗研究。最初曾懷疑的物質是錳、其次是硒、第三是鈦，但用這些物質在貓身上作實驗都不能引起與「怪病」相同的症狀。雖然研究組未能找到原因物質，但他們在一九五七年中，進行的實驗證明金屬污染的嚴重性，由其它地區移來放養到水俣灣中的魚類很快就蓄積起大量的毒物，當用這類魚餵貓時，貓也會引起水俣病的病狀。

（四）特殊的症狀和腦病理變化

罹患水俣症病人的一般性症狀就是頭痛、疲乏、注意力不能集中，健忘和情緒異常等。此外，有（一）感覺異常：口周圍（鼻、唇、舌）和手足末端麻木、刺痛和感覺障礙，重者可波及上肢和下肢甚至擴大到軀幹。（二）語言障礙：說話不清楚、緩慢、不連貫。

（三）運動失調：手之動作笨拙，不能做快速或細微的動作如寫字、拿筷子、扣鈕扣等。步態不穩，協調障礙，震顫等。（四）視覺障礙：雙側向心性視野縮小，中心視力可保持正常，可呈管狀視野。（五）聽力障礙：屬中樞性聽覺障礙，聽不到聲音，或能聽到聲音，但聽不懂講的話。（六）其它：肌肉痙攣或強直流涎，多汗等。

以上症狀和身體表徵的出現，大致按下列順序發生：感覺障礙→運動障礙→語言障礙→視野小→聽力障礙。這些症狀逐漸加重，終於導致全身癱瘓、變形、吞咽困難、痙攣以致死亡。在最初的五十二名患者中，有二十一名發病後一年內死亡，其中十六名死於發病後三個月內，四名死於六個月內。

（五）胎盤轉移

在發生水俁病的同時，水俁灣沿岸還發生許多伴有神經症狀的先天性病呆症病患的兒童。開始曾考慮到這些病患兒童也是水俁病，但是因為他們從未吃過水俁灣的魚貝類，所以後來把這些病患兒童診斷為大腦性癱瘓。這種患病兒童的發病率比日本其它地區的腦性癱瘓發病率要高得多。究竟是什麼原因致使這地區兒童出現這種獨特的疾病？

唯一值得注意的共同因素，就是病患兒童的母親在妊娠期間，都曾吃過大量的水俁灣的魚貝類。對病患兒童家庭進行調查後，發現64%的患病兒童家屬中，有典型的急性水俁病患者，當時這些患病兒童的母親都呈健康狀態，但是經過細微的體檢後，知道母親中有73%

有某些輕度的神經系統症狀，如運動失調、眼球震顫、言語障礙、感覺障礙。十年之後，這些症狀終於發展出來了。研究還發現，患病兒童之頭髮汞含量很高，患病兒童母親頭髮含汞量也很高，患病兒童臍帶之含汞量也高於正常嬰兒。一九六一～一九六二年兩名患病兒童死亡，病理解剖結果，發現典型的甲基汞中毒病發，如小腦顆粒細胞萎縮，還發現有小頭畸形，瀰漫性髓質發育不良，胼胝體及錐體路徑的發育不良等，說明損傷是發生在胎兒時期。用放射線性同位素對妊娠動物的實驗研究，以及對胎兒的組織學研究，都證明甲基汞能通過胎盤侵入胎兒，並且造成中樞神經系統的損傷。另外，被甲基汞污染的母乳中，甲基汞含量也高，從而引起中毒，也可加重先天性甲基汞中毒。

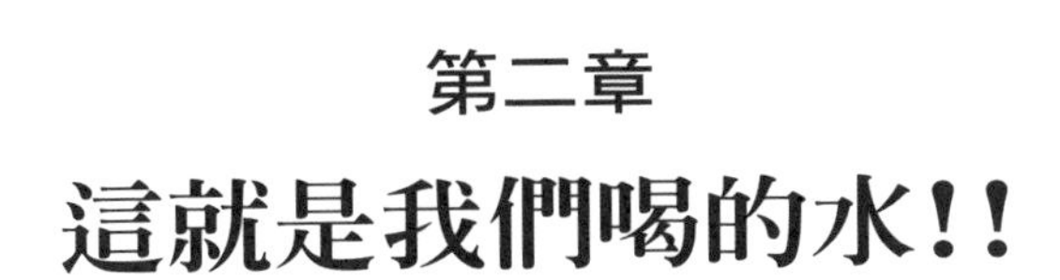

第二章
這就是我們喝的水!!

1. 地下水與螢光物質

早在一九八六年，台灣大學生物化學研究所呂鋒洲教授做一項實驗，把螢光物質打到小白鼠體內，結果發現，有的小白鼠尾巴整個變黑，有的腳趾變黑或爛掉，或產生多趾，甚至有的腹部也爛掉了，這種種病徵，都和當時烏腳病患者差不多。由此可以確定，**螢光物質和烏腳病的關係密切**。

此外，他更將螢光物質作進一步的化學分析，發現這叫做腐質物質——一種能發出螢光的物質。這種腐質物質，是一種多陰離子性的物質，帶有很多的陰離子，容易和重金屬、化學物質、農藥、殺蟲劑，以及其他有毒物質結合，一旦進入人體內，就容易產生種種多重性的疾病，例如癌症、皮膚病、血管病、甲狀腺和糖尿病等。

〔參考文獻〕Lu Fung-Jou. Blackfoot disease: arsenic or humicacid? The Lancet. 1990; 336: 115~116.

2. 地下水水質追蹤

根據經濟部水質會的資料，台灣地區地下水年平均補注量估計約為四十億餘立方公尺，但年抽水量高達七十一億餘立方公尺，顯然已超抽利用，尤其在超抽利用嚴重地區，如台北盆地、彰化、雲林、嘉義及屏東等沿海地區，已導致嚴重之地層下陷。

台灣省政府環保處辦理的地下水井水水質之檢測，民國八十三年共計有九十四口監測井，每口井每年採樣三至四次，檢驗結果發現不合格率以、錳、砷出現的情形較高，其次為pH值，鐵為42.9%、錳為40.4%、砷為28.3%、pH值為7.6%，此對於使用地下水為飲用水源之地區，已嚴重威脅民眾健康。

3. 水是生命之源

地球上，土地、水、空氣、陽光是構成生命的四個元素，在缺少空氣或離開土地的地方，仍有些生物生存，惟在沒有水的地方，就沒有生命。因為**水是維持生命所必須不可缺少的物質，也是萬物生長的根源。**

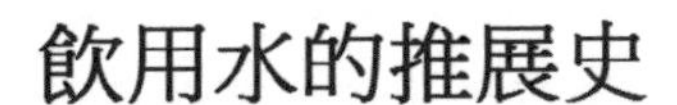

實際上人體內約有三分之二是由水組成的，體內細胞的主要成分亦為水，具體一點說，血液中的83%，腎臟的82.7%，心臟的79.3%，肺的79%，脾臟的75.8%，肌肉的75.6%，腦的74.8%，胃腸的74.5%，皮膚的72%，肝臟的68.3%，骨的22%都是水。

水在人體內提供許多功能，它是全身體液的媒介物，可以幫助消化、運送養份、排泄廢物、維持新陳代謝、平衡體溫、潤滑關節……等等。所以說，水的攝取在生活中是非常重要的。

一個人對水的需求量固然會受到個別差異而有所不同，但平均起來每人每天所需的水份約為二千至二千五百西西，而此水分大約一千西西得自飲料中，八百西西得自食物，其他為體內自然代謝而成。因此，我們不難了解，若是飲水的不潔，對人體會有很大的影響，是會直接危害健康、染疾病的。

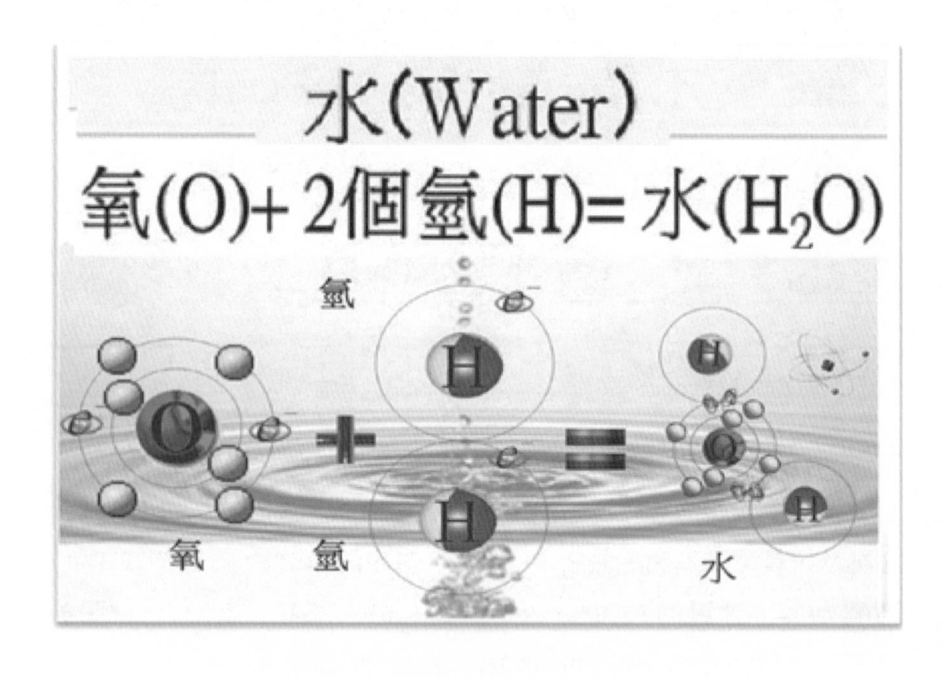

第2部

近代氧化物的氾濫

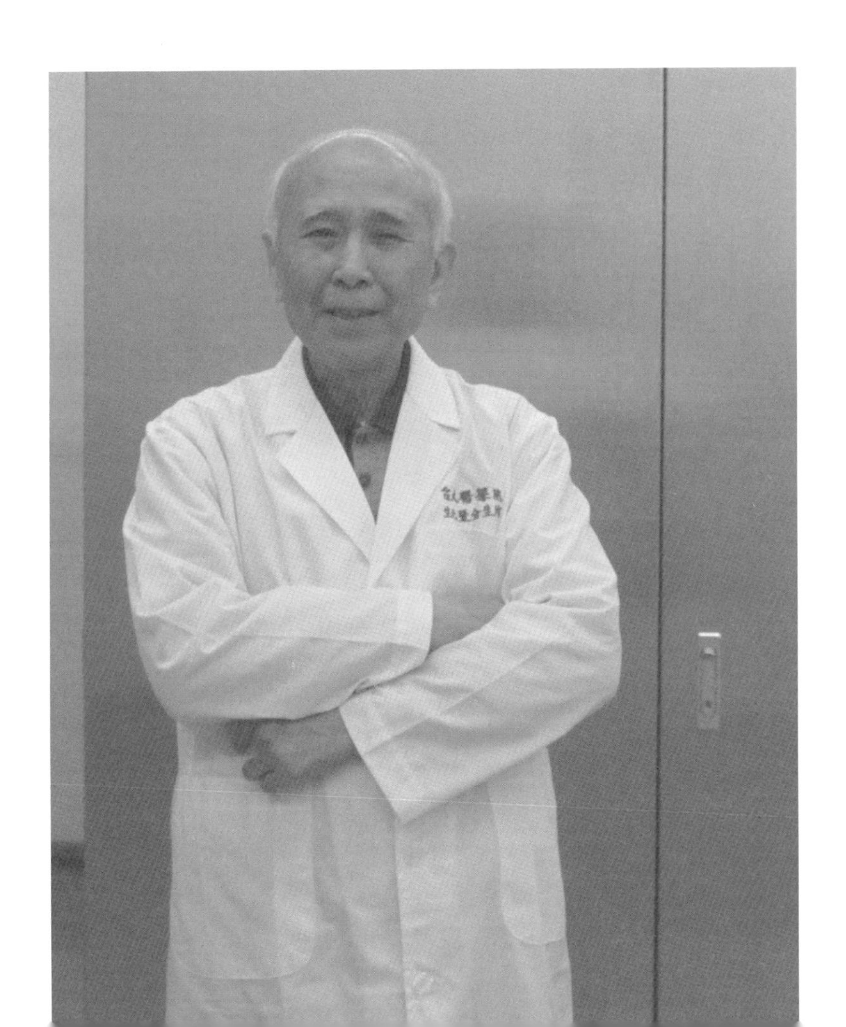

自秦始皇時代，「長生不老」、「青春永駐」、「健康長壽」已是眾人所追尋的夢想，而隨著現代全球人口逐漸的高齡化以及伴隨而來的慢性病，不但讓許多人開始擔憂衰老問題，更希望能夠延緩老化歷程的發生，偏偏人只要一過三十歲，身心便開始加速老化，許多器官的功能以年6.25%的速度衰退，多數人在四十歲時的器官功能可達80%，五十歲時剩70%，此後年齡越大、衰退越快，七十歲時，僅剩35%。儘管生「老」病死是人生無法抗拒的必經歷程，但還是有人卻像是永遠的娃娃臉，教人羨慕不已，會造成人類老化程度不一的主要

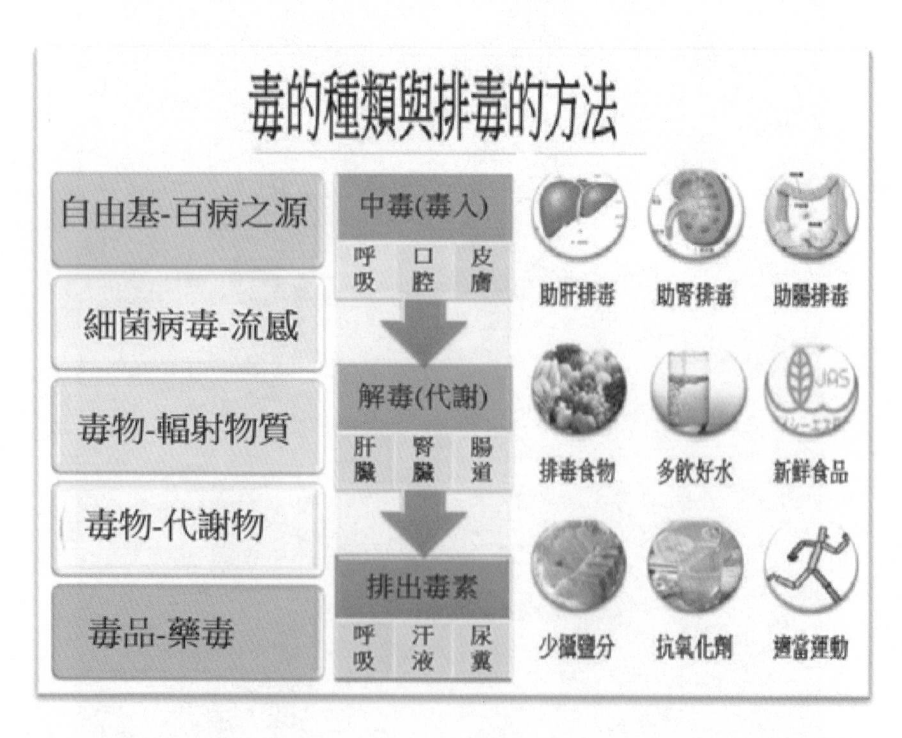

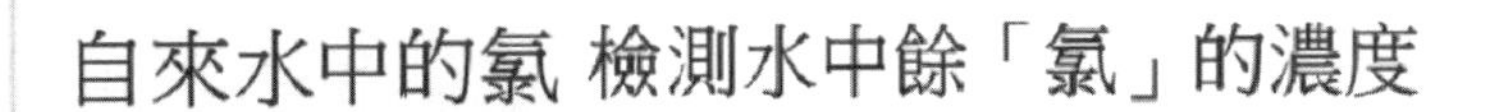

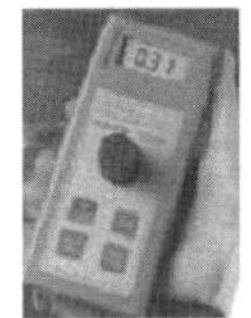

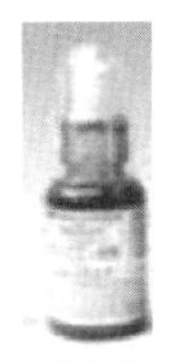

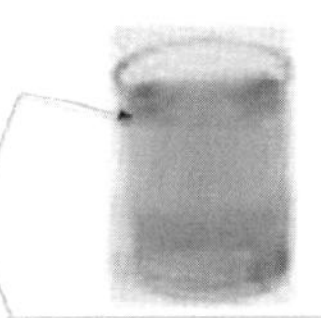

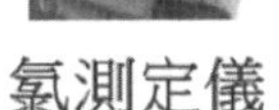

氯測定劑

氯濃度越高
顏色越深

自來水中氯的殘留量約含 0.1-0.2 ppm

氯可作為自來水的消毒劑、殺菌劑，
氯也會對身體造成急性或慢性作害。

原因，除了和體質有關外，氧化作用也就自由基的作用，在人體中如何作祟也是重點。

究竟什麼是「氧化作用」呢？大家一定都知道，動物在缺氧狀態會造成細胞死亡，氧氣足以維持生命必需養分，但事實上，氧氧也可能是個極度危險成分。人類的身體需要進行新陳代謝作用、分解養分、製造生長及身體其他活動所需要的能量，能量是所有身體活動最基本的需求，從呼吸到心臟跳動，全都需要氧氣，沒有氧氣我們就無法製造能量，不過，在製造能量過程中，體內也會產生相對性的破

氯氣中毒之臨床症狀

氯氣水解成鹽酸及氧自由基

氯分子直接的毒性。氯分子直接毒性在動物模式中比氧自由基更毒**10～30**倍

氯水接觸後會形成鹽酸及次亞氯酸，次亞氯酸再分解成鹽酸及氧自由基 $Cl_2 + H_2O \Rightarrow HClO$(次亞氯酸) $+ HCl$(鹽酸)

流淚	結膜刺激	流涕	咳嗽	頭痛	喉痛
胸悶	胸痛	呼吸困難	喉部水腫	聲音嘶啞	喘鳴聲
支氣管壞死潰瘍	肺水腫	呼吸衰竭	眼睛角膜挫傷	皮膚灼傷	牙齒法瑯質糜爛

壞，舉例來說明這種破壞性，日常生活中像削了皮的蘋果變褐色，鐵暴露在空氣中生鏽等，那就是氧化作用的產生，也就是近年來大家耳熟能詳的「白由基」反應。

自由基是相當不安定的化學物種，會傷害我們的細胞結構，包括細胞膜、細胞內的蛋白質和染色體等，進而造成細胞老化與不正常的分化，最糟糕的情形還會導致癌症、心血管疾病、老人痴呆症、帕金森氏症、糖尿病、白內障、老年性黃斑退化症、關節炎及其他許多與老化有關的病症，這些疾病的原因或使病症惡化的原因都是**造成氧化**

的自由基惹的禍。因此，想要維持我們的身體健康及延緩老化，根本之道在於是否能達到抗氧化能力，讓自由基產生平衡而定。

1. 被濫用的氧化性食品添加物

輔仁大學餐旅系兼任講師文長安（食品藥物管理署技正退休）

隨著時代科技演進，現在大多數的民眾對飲食的要求均為【俗擱大碗】，購買食品均以好看好吃、價錢便宜為首要考量，其他的考量也僅止於防腐劑。**自從防腐劑經研究證實對人體有害，因而禁止或是限量使用後，部分的食品開始改添加其他食品添加物，殺菌劑就是最常使用之物質，大部分的殺菌劑就是強氧化劑，因而也衍生出氧化劑濫用之問題。**

顧名思義，殺菌劑就是將細菌殺掉，依據衛生福利部食品藥物管理署食品添加物使用範圍及限量暨規格標準規定，核可使用之殺菌劑有四種：

⑴氯化石灰（漂白粉）：本品可使用於飲用水及食品用水；用量以殘留有效氯符合飲用水標準為度（依據飲用水水質標準，自由有效餘氯殘留量在0.2~1.0ppm間）。

⑵次氯酸鈉液：本品可使用於飲用水及食品用水；用量以殘留有效氯符合飲用水標準為度（依據飲用水水質標準，自由有效餘氯殘留

量在0.2~1.0ppm間）。

⑶過氧化氫（雙氧水）：本品可使用於魚肉煉製品、除麵粉及其製品以外之其他食品；用量以H_2O_2殘留量計：食品中不得殘留。

⑷二氧化氯: 本品可使用於飲用水及食品用水；用量以殘留有效氯及亞氯酸鹽含量符合飲用水標準為度（依據飲用水水質標準，亞氯酸鹽殘留量在1.0ppm以下）。

再依據食品添加物使用範圍及限量暨規格標準，殺菌劑僅可使用於飲用水及食品用水。但事實上卻不是如此，**殺菌劑有許多意想不到的功能，導致國內濫用殺菌劑的情形甚為普遍。**殺菌劑意想不到的功能約略如下：

⑴殺菌。

⑵脫氫。

⑶防腐。

⑷食物變Q。

⑸漂白。

⑹去腥除臭。

⑺防止褐變。

就以液態蛋來說吧！

液蛋是將檢查選別過的帶殼蛋經洗淨、烘乾殺菌、去殼及過濾後殺菌裝罐包裝。分為全蛋液蛋白液、蛋黃液或依烘焙業者之需要以比率加糖調配裝罐，目前國內普遍使用液體蛋，可節省打蛋之勞力與時間。

液蛋原料可能來自洗選蛋、破損蛋及裂殼蛋。若來自破損蛋，蛋內容物可能已因微生物侵入而迅速繁殖。原料蛋自洗蛋、打蛋去殼以至液蛋混合、過濾之所有處理過程，均可能受微生物之污染，而且蛋經打蛋去殼後即失去其防禦體製。因此生蛋液應經殺菌方可保證衛生安全。

液蛋的低溫殺菌條件，因各國對於殺菌液蛋的品質認定不一致而有所差異。殺菌條件雖然各國不同，但大多以「生菌數 5000/g 以下，大腸桿菌群10/0.1g，沙門氏菌陰性/20~50g」作為標準。蛋白在pH9時，加熱至57℃黏度會增加，加熱至60℃則呈白濁化逐漸凝固。低溫殺菌蛋白起泡性較差，起泡所需時間較長，泡沫安定性亦較差。全蛋在加熱至 60~68℃，所製成的蛋糕容積減少約4%。低溫加熱處理對蛋白的乳化性則無多大影響。加鹽或加糖蛋黃在經 60~64 ℃加熱後亦不影響其多孔性或加熱凝固性，但pH質之改變會造成影響。

去除蛋腥
味及蛋臭
味
殺菌效果
超強
無色無味無臭衛
生局不會檢查

· 很多液蛋工廠皆有為數不少之破蛋。

· 汙染後蛋腥味及蛋臭味很重。

· 低溫殺菌根本無法解決細菌數及蛋腥味、蛋臭味之問題。

這時強氧化劑二氧化氯就很好用了。

（一）一種常被濫用豆製品工廠之強殺菌劑：雙氧水H_2O_2

雙氧水在鹼性溶液（NaOH）下

· $H_2O_2 \rightarrow H_2O + [O]$初生態氧1/2 O_2

初生態氧非常活潑不穩定，故需加入Na_2SiO_3（水玻璃）使延遲其氧化時間，以避免過度氧化，而造成受物纖維之脆化及強度降低，故Na_2SiO_3（水玻璃）稱為雙氧水漂白時之安定劑。雙氧水H_2O_2在鹼性溶液中較容易放出氧，漂白時其溶液的pH必須為鹼性，否則會因溶液太穩定，而不易獲得漂白之效果，pH愈高溫度愈高，活化性愈強，溫度每升高10℃，其分解速度增為原來的二倍。

（二）麵腸業者為什麼拼了命都要違規使用工業用雙氧水？

· 工業用雙氧水便宜。

· 工業用雙氧水可耐高溫安定性好。

· 工業用雙氧水殺菌及防腐效果超好。

· 麵腸主要蛋白為麥穀蛋白（Glutein），含多量的硫氫氨基酸，如若使用工業用雙氧水在含-SH胺基酸之食物上，可以立即氧化產生脫氫之效果→ -S → -S 與 -S 結合 →-S-S-雙硫鍵產生→食物變得很Q。

· 工業用雙氧水去除臭味超棒。

化製澱粉，亦稱修飾澱粉、變性澱粉，是將源自穀粒或根部（如玉米、米、小麥、馬鈴薯……等）之天然澱粉，經過物理、酵素或化學藥品處理，改變其性質而得，以使澱粉正常處理或貯存過程中經常遇到的條件下，如高耐熱，高剪切，低pH條件下，凍結/解凍和冷卻，合於工業用或食用等用途。目前臺灣合法進口化製澱粉，大部分來自泰國。使用範圍之大超乎想像，幾乎所有食品都會使用。

目前使用之化製澱粉是以如下加工方式製得：

· 糊精（Dextrin），經由加熱以及鹽酸或磷酸處理的澱粉。

· 酸化製澱粉Acid-Modified Starch，經由鹽酸、磷酸、或硫酸處理的澱粉。

· 鹼性化製澱粉（Alkaline-treated starch），經由氫氧化鈉或氫氧化鉀處理的澱粉。

· 漂白澱粉（Bleached starch），經由過氧乙酸、過氧化氫、次氯酸鈉、氯酸鈉、二氧化硫、其他核准硫酸鹽、高錳酸鉀、過硫酸銨等處理的澱粉。

· 氧化澱粉（Oxidized starch），經由次氯酸鈉處理的澱粉。

· 酵素化製澱粉（Starches, enzyme-treated），經由食用級澱粉酵素處理的澱粉。

· 磷酸澱粉（Monostarch phosphate），經由磷酸、磷酸鈉、磷酸鉀、或三聚磷酸鈉酯化的澱粉。

· 磷酸二澱粉（Distarch phosphate），經由三偏磷酸鈉或三氯氧磷酯化的澱粉。

· 磷酸化磷酸二澱粉（Phosphated distarch phosphate），經由磷酸、磷酸鈉、磷酸鉀、或三聚磷酸鈉以及三偏磷酸鈉、三氯氧磷混合處理的澱粉。

· 乙醯化磷酸二澱粉（Acetylated distarch phosphate），經由三偏磷酸鈉或三氯氧磷，以及乙酸酐或乙酸乙烯酯酯化的澱粉。

· 醋酸澱粉（Starch acetate），經由乙酸酐或乙酸乙烯酯酯化的澱粉。

· 乙醯化己二酸二澱粉（Acetylated distarch adipate），經由乙酸酐與己二酸酐酯化的澱粉。

· 羥丙基澱粉（Hydroxypropyl starch），經由環氧丙烷酯化的澱粉。

· 羥丙基磷酸二澱粉（Hydroxypropyl distarch phosphate），經由三偏磷酸鈉或三氯氧磷酯化，並加上環氧丙烷酯化的澱粉。

· 羥丙基磷酸甘油二澱粉（Hydroxypropyl distarch glycerol）。

· 辛烯基丁二酸酯澱粉（Starch sodium octenyl succinate），經由辛烯基丁二酸酯化的澱粉。
· 乙醯化氧化澱粉（Acetylated oxidized starch），先經次氯酸鈉處理，並加上醋酸酐酯化的澱粉。

氧化澱粉使澱粉糊化溫度降低，熱糊粘度變小而熱穩定性增加，產品顏色潔白，糊透明，成膜性好，抗凍融性好，是低粘度高濃度的增稠劑，廣泛應用於紡織、造紙、食品及精細化工行業。氧化澱粉在食品中廣泛應用於蛋黃醬、雪糕、牛皮糖、沙拉醬、檸檬酸酪、軟糕點及調味料、澱粉果凍、番茄醬、草莓醬、辣椒醬及麵包等食品中，代替阿拉伯膠生產膠母糖、糖果、軟糖、蜜餞，用作炸魚類食品的敷料和拌粉。

乳化劑是乳濁液的穩定表面活性劑。當它分散在分散質的表面時，形成薄膜或雙電層，可使分散相帶有電荷，這樣就能阻止分散相的小液滴互相凝結，使形成的乳濁液更為穩定。例如：在自然情況之下，食用油與水一定不會互溶，但加入乳化劑後，油與水即會互溶，且產生起雲之效果。食品中常用的乳化劑為芳香酯類，我們日常生活常用的乳化劑有肥皂、阿拉伯膠、烷基苯磺酸鈉等。塑化劑（鄰苯二甲酸二酯及其衍生物）亦是乳化劑之一種。

自1960年代以後，人們開始重視界面活性劑使用的多樣性、方便性及安全性，因而加強了對無毒、生物可分解性的非離子乳化劑的研究。在食品、化妝品、醫藥等行業限製某些乳化劑的使用，開發出山梨酸醇脂肪酸酯類、磷脂類、糖脂類乳化劑等新型乳化劑。自1980年代以後，人們對乳化劑提出多功能、高純度、低刺激、高效率的更高要求，開發出更多的新型乳化劑。目前乳濁液的種類已從古早的水包油型和油包水型擴大到多重乳濁液、非水乳濁液、液晶乳濁液、發色乳濁液、凝膠乳濁液、磷脂乳濁液和脂質體乳濁液等多種形式。

於是酯類非離子助劑（脂肪酸環氧乙烷加成物）亦就應運而生：

· 油酸聚氧乙烯酯

· 硬脂酸聚氧乙烯酯

· 松香酸聚氧乙烯酯

· 蓖麻油環氧乙烷加成物及其衍生物

· 山梨醇脂肪酸酯環氧乙烷加成物

· 甘油聚氧乙烯醚聚氧丙烯醚脂肪酸酯

每天圍繞在我們身旁的含過氧或環氧化物合法食品添加物計有如下14種：

項次	類別	中文品名	英文品名	使用食品範圍
1.	殺菌劑	氯化石灰 (漂白粉)	Chlorinated Lime	食品工廠殺菌。
2.	殺菌劑	次氯酸鈉液	Sodium Hypochlorite Solution	1. 食品工廠殺菌。 2. 肉品殺菌漂白。 3. 肉品Q有彈性。 4. 洗衣服漂白。

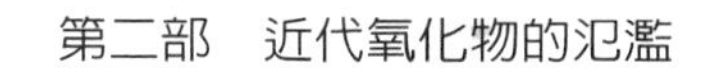

3.	殺菌劑	過氧化氫 (雙氧水)	Hydrogen Peroxide	1. 豆製品漂白防腐。 2. 麵筋漂白防腐。 3. 蝦類貝類生命之維持。 4. 肉品Q有彈性。
4.	殺菌劑	二氧化氯	Chlorine Dioxide	1. 食品工廠殺菌。 2. 豆製品漂白防腐。 3. 麵筋漂白防腐。 4. 肉品Q有彈性。 5. 蔬果之清洗防腐漂白。 6. 蛋類清洗殺菌。 7. 食品鮮度之維持。
5.	粘稠劑 (糊料)	氧化羥丙基 澱粉	Oxidized Hydroxypropyl Starch	化製修飾澱粉
6.	粘稠劑 (糊料)	氧化澱粉	Oxidized Starch	化製修飾澱粉
7.	粘稠劑 (糊料)	丙醇氧二澱 粉	Distarchoxy Propanol	化製修飾澱粉
8.	乳化劑	乙氧基甘油 酯	Mono- and Diglycerides, Ethoxylated	各類食品加工乳化使用
9.	乳化劑	聚氧化乙烯 (20)山梨醇 酐單棕櫚酸 酯；聚山梨 醇酐脂肪酸 酯四十	Polyoxyethylene （20） Sorbitan Monopalmitate; Polysorbate 40	各類食品加工乳化使用。
10.	乳化劑	聚氧化乙烯 (20)山梨醇 酐單硬脂酸 酯	Polyoxyethylene （20） Sorbitan Monostearate	各類食品加工乳化使用

11.	乳化劑	聚氧化乙烯(20)山梨醇酐三硬脂酸酯	Polyoxyethylene（20） Sorbitan Tristearate	各類食品加工乳化使用
12.	乳化劑	聚氧乙烯(40)硬脂酸酯	Polyoxyethylene（40） Stearate（Polyoxyl（40） Stearate）	膠囊狀、錠狀食品中添加
13.	漂白劑	過氧化苯甲醯	Benzoyl Peroxide	1. 乾酪之加工。 2. 麵粉
14.		高錳酸鉀溶液		1. 洗菜殺菌。 2. 家庭常見之消毒水粉，又稱P·P粉。

這麼多的氧化物質環繞在我們日常飲食環境中，幾乎揮之不去。舉凡生菜沙拉、生鮮肉品、勾芡、蛋品、濃稠食品均與氧化的食品添加物相關。

但過度的使用氧化劑造成萬病之源——自由基的產生

幾乎所有的疾病和自由基有關。

自由基（Free radical）是指帶有不成對（奇數）電子的分子、原子、或離子，它很不穩定很容易從其他分子搶奪一個電子來穩定自身結構。 人體內有成千上萬個自由基，有些是好的自由基，例如一氧化氮（NO），大多數自由基是對人體有害，例如超氧陰離子自由基（O_2^-），氫氧自由基（·OH），它們大多含有不穩定的氧分子，具有強烈氧化作用，會給組織細胞帶來氧化壓力。大多數的未成對電子形成的自由基都具有較高的化學活性。如果體內含有自由基，被認為會

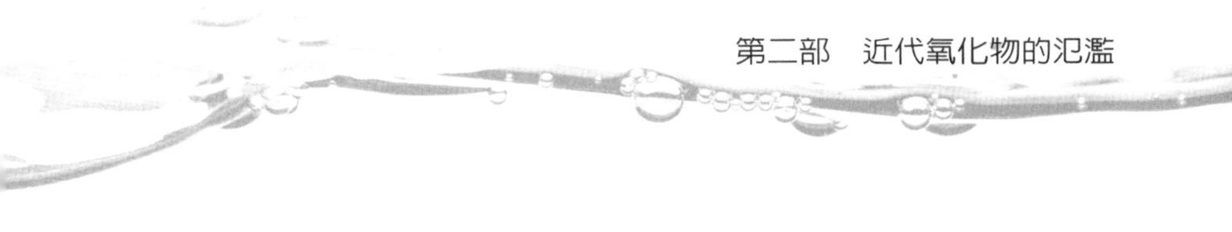

導致退化性疾病和癌症。諸如癌、老人失智症、帕金森氏症、中風、胰臟炎、腸炎、 高血壓、氣喘、白內障、糖尿病、消化性潰瘍、風濕性關節炎、肺氣腫、等一百多種疾病的發生均與自由基相關。

各種自由基的型態：

- $\cdot CCl_3$　Trichloromethyl
- $\cdot O_2^-$　Superoxide
- $\cdot OH$　Hydroxyl
- H_2O_2　Hydrogen peroxide
- $\cdot NO$　Nitric oxide
- NO_2　Nitrogen dioxide
- $\cdot RO_2$　Peroxyl
- $RO\cdot$　Alkoxyl

過多氧化劑的使用帶來自由基的危害，因此可以中和自由基的抗氧化劑使用一定有好處，於是植物生化素、輔酶Q10、維他命E、維他命C等抗氧化劑促成了保健食品市場欣欣向榮。唯這些保健食品都是分子較大之物質，要進入細胞參與NAD轉變為NADH，載體分子對負氫離子的傳遞作用，實在是有其大分子之限制性。

【氫】是目前世界發現的最強的抗氧化劑，每一個氫原子超小，因此可以供應每克物質的電子數很龐大，食品加工生成之富氫水之負氫離子氧化還原電位值可以達 -250mV以上，遠超過β胡蘿蔔素、維生素C、維生素E等抗氧化劑，可以有效排除身體自由基，抑製疾病的產生。直接與產生自由基的過氧化物反應成無害的水（H_2O）排出體外。在細胞粒腺體新陳代謝過程中，產生ATP能量、並提升體力及代謝能力。

氫分子醫學將是本世紀健康保健之主流，富氫水就是最好的抗氧化劑，常喝富含氫的水養身絕對是最佳之選擇。

〔參考資料〕

1. 衛生福利部食品藥物管理署食品添加物使用範圍及限量暨規格標準。

2. 中華民國養雞協會網站

3. 百度百科乳化劑網站

4. 維基化製澱粉網站

2. 氧化作用與何種疾病有關

許多人類的疾病和退化性疾病進展過程，都會牽連到自由基的作用。**自由基不僅會造成這些條件，而且，也會使人體更容易遭受其他疾病。自由基是一種誘發因素，它可能會增加疾病的進展，也可能會抑制身體本身的防禦系統和修護能力**。下述的條件包括各程器官的疾病都與自由基有關連：

（一）癌症。

（二）老化包括由老化及相關疾病所引起的免疫缺乏。

（三）放射線傷害。

（四）酒精傷害。

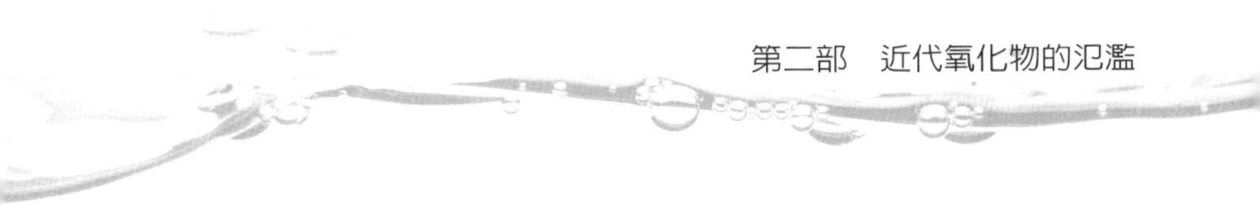

（五）缺血再灌血引起的傷害。

（六）發炎與免疫引起的傷害包括由藥物和B肝引起的血管炎，自體發炎的和細胞膜的血管球性腎炎及自體免疫疾病。

（七）由藥物和毒素引起之反應。

（八）鐵之過度負荷；地中海貧血，其他慢性貧血。

此外，許多的單器官的疾病原因，也和自由基有關：

（一）腦：老年的癡呆；神經毒素反應；高氧效應；巴金森病；腦外傷；高血壓的腦血管傷害；過敏性的腦脊髓炎；其他脫除髓鞘的疾病；神經性的蠟樣的脂褐質症；運動失調的毛細管擴張症候群；外傷傷害的增強，鋁過量。

（二）紅血球：鉛中毒，原紫質（protoporphyrin）之光氧化作用；瘧疾；鎌刀形細胞貧血；蠶豆症。

（三）肺部：肺氣腫；高壓；吸煙效應；氧化物污染效應；急性呼吸痛苦症候群；支氣管肺發育不良；礦物塵物引起的肺炎雙球菌病；博菜霉素（bleomycin）中毒；巴拉刈中毒。

（四）心臟和心血管系統：血管粥狀硬化；中風；doxorubicin引起中風；周圍循環問題；克山病；酒精性心肌病。

（五）腎臟：腎臟移植之排斥；腎炎性的抗腎小管基底膜疾病；重金屬腎中毒；氨基糖苷性的腎中毒。

（六）關節：類風濕性關節炎。

（七）胃腸和肝臟：肉毒素性肝傷害；四氯化碳肝中毒；四氧嘧啶（alloxan）的致糖尿病的作用；游離脂肪酸誘導之胰臟炎；脂蛋白血缺乏症；非類固醇抗發炎藥的誘導之病灶。

（八）皮膚：陽光曬傷；太陽輻射傷害；熱傷害；吡咯紫質沈著症；接觸性皮膚炎；光敏性染劑的效應。

（九）眼睛：老年性黃斑退化症；眼球出血；退化性視網膜傷害；白內障生成；早熟性的視網膜病；光引起的視網膜

● 塑化劑(Plasticizer)

塑化劑的種類

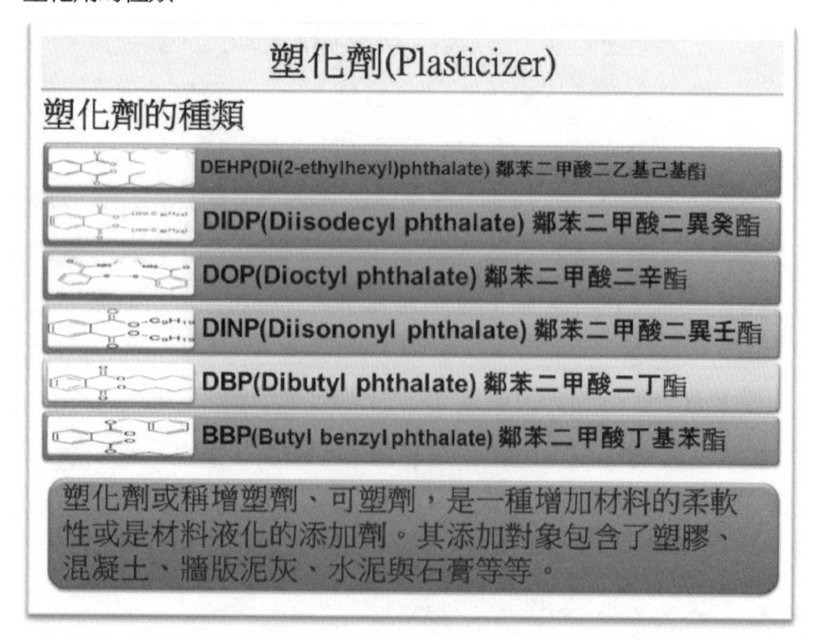

病。

從上述內容我們很清楚地得知，**人體的健康需要依賴大量的抗氧化能力去控制自由基，以減輕氧化壓力傷害到組織、細胞和DNA等。**為能達到此項目的，抗氧化物扮演著對疾病的預防，壽命的延長和幸福的增進等的重要角色。

● 塑化劑的毒害

塑化劑對人體的危害

塑化劑的毒害

塑化劑對人體的危害

生殖器異常	男胎生殖器短小、尿道下裂。
性發育異常	女童第二性徵提早出現，男童女乳症。
成年人的影響	男性精子減少、婦女早產、不孕、子宮內膜增生。
誘發癌症	乳癌、前列腺癌、睪丸癌、肝癌等。
其他	免疫力下降、神經病變。
兒童成長異常	代謝物**MBP**會引起孕婦甲狀腺低下，繼而使胎兒神經發展異常，出生之後出現畸胎、自閉症、過動兒、成長遲緩等。

● 塑化劑(Plasticizer)

被污染的含起雲劑食品

塑化劑(Plasticizer)

被污染的含起雲劑食品

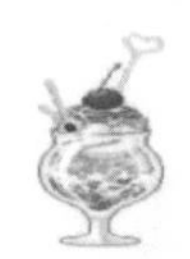
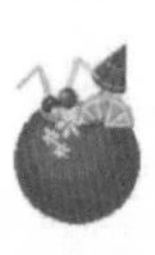
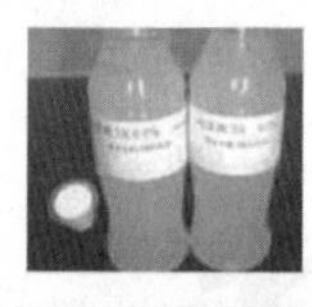
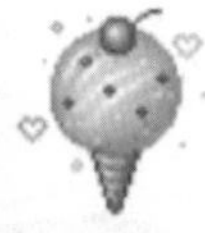
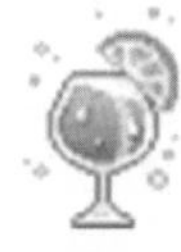
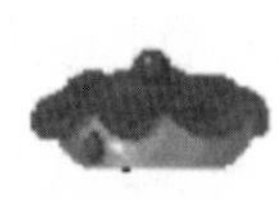

可能遭污染的食品:運動飲料、茶飲、果汁飲料、果醬果漿或果凍、膠囊錠狀粉狀之形態等五大類

起雲劑為食品添加劑的一種，在食品衛生規範內可合法使用。為了幫助食品的乳化，經常使用於運動飲料、非天然果汁及果凍、果醬、濃糖果漿、優酪乳粉末等食品中，讓飲料避免混合物沉澱或油水分離，並可增加飲料中的白霧感及濃稠感。通常由阿拉伯膠、乳化劑、葵花油、棕櫚油等多種食品添加物混合製成。

第3部

氧自由基與癌症關係

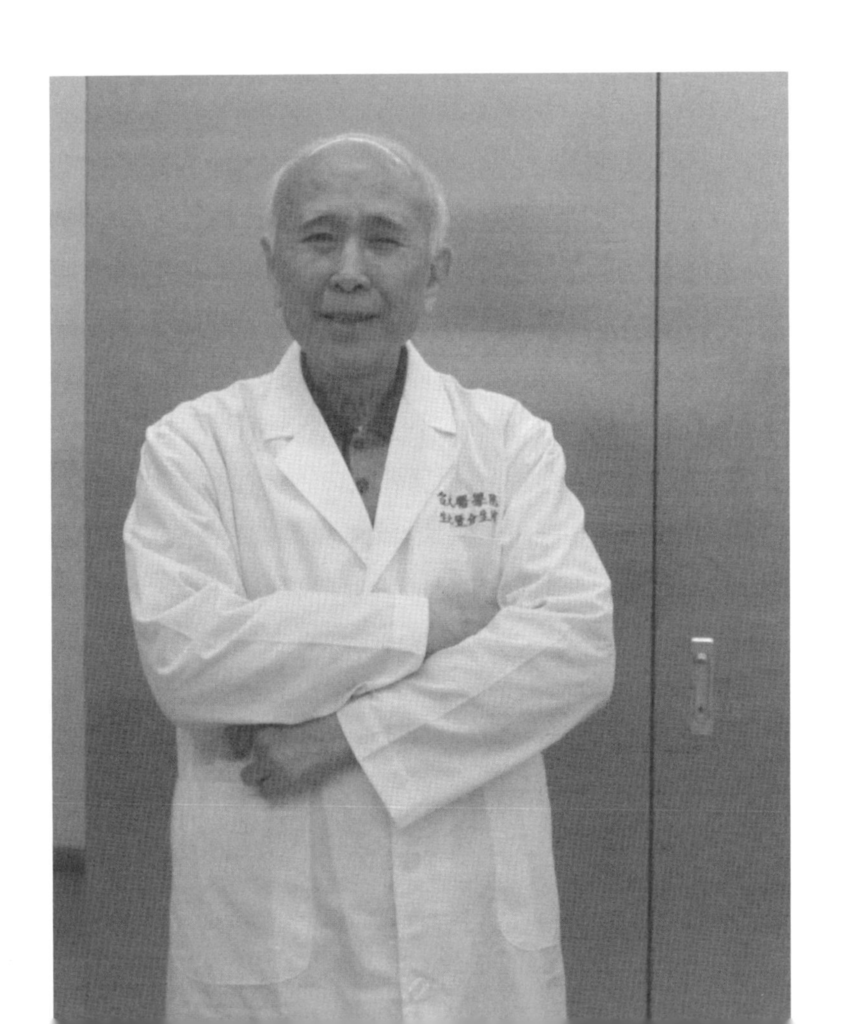

氧自由基

1. 前言

細胞若一直暴露於有氧氣的環境下，就會不斷的產生「氧自由基」（oxygen free radicals）。而細胞在需氧的環境下代謝時，也會同時產生抗氧自由基的防禦系統來抵制由氧自由基對細胞所造成的傷害。不管細胞內抗氧自由基的防禦系統如何的健全，只要受到氧自由基傷害過的核酸（DNA）以及蛋白質，在細胞的生存當中，疊積到相當量後，就會導致與年齡依賴性的各種疾病諸如動脈硬化，關節炎，神經退化性的疾病以及癌症。

許多內生性以及外生性的癌症危險因子，在體內會產生氧自由基。因此，大家都期望能夠有機會避免氧自由基之來源，或是能夠增加抗氧化（抗氧自由基）的防禦系統來扭轉或減少在老年群中，日益增加的癌症罹患率。

近年來，許多可信服的實驗證據指出氧自由基已屬於致癌劑（carcinogens）中之一類。**現在大家已經普遍的認為癌症生成的發展過程是在一種顯微式的發展過程中進行，是多樣性事件的疊積作用，這些多樣性事件的進行都是在一個同源細胞內發生，包括有三種階段**

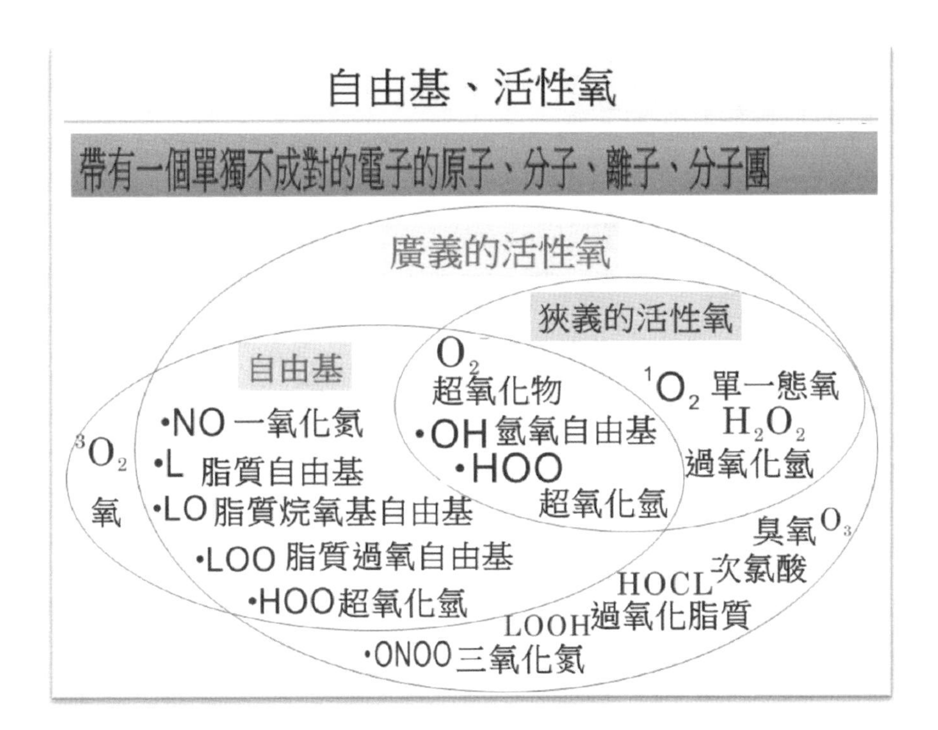

的模式：

(1) 首先由一個體細胞內的DNA引起突變，這叫做**「起始期」**（initiation）。

(2) 其次是同源細胞內的腫瘤受刺激而擴展這叫做**「促進期」**（promotion）。

(3) 最後是由於腫瘤之惡化而轉為癌，這叫做**「進行期」**（progression）。

氧自由基可在上述三種階段中之每一種階段刺激癌之加速發展。

● **對身體毒害最多的自由基**

四種毒害身體的自由基

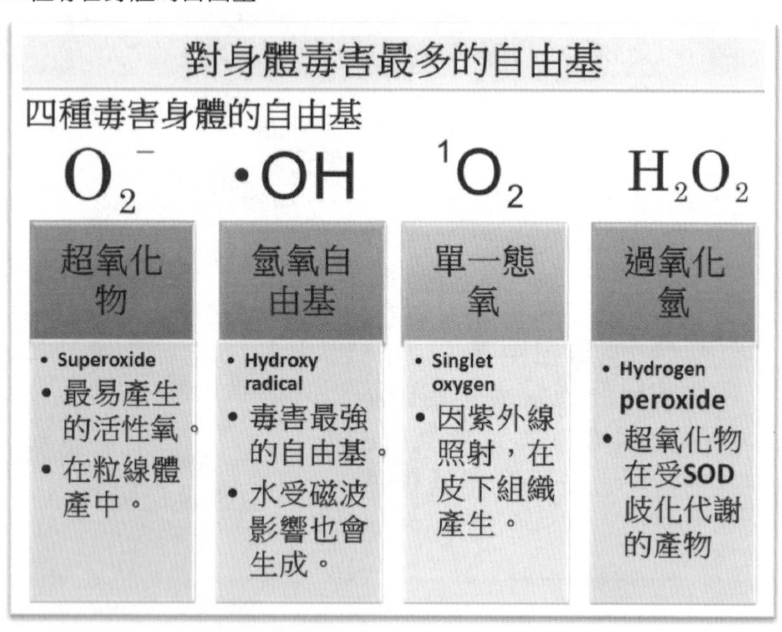

鑑於氧自由基在需氧的生物體內到處存在，因此，對此種具有致癌潛力的氧自由基的各種特性，高度的受到大眾的關注（圖一）。

圖一　自由基（氧化劑）在多階段性致癌作用中所扮演的角色

（Harris C. Carcinogenesis 1989. 10, 1563-1566）

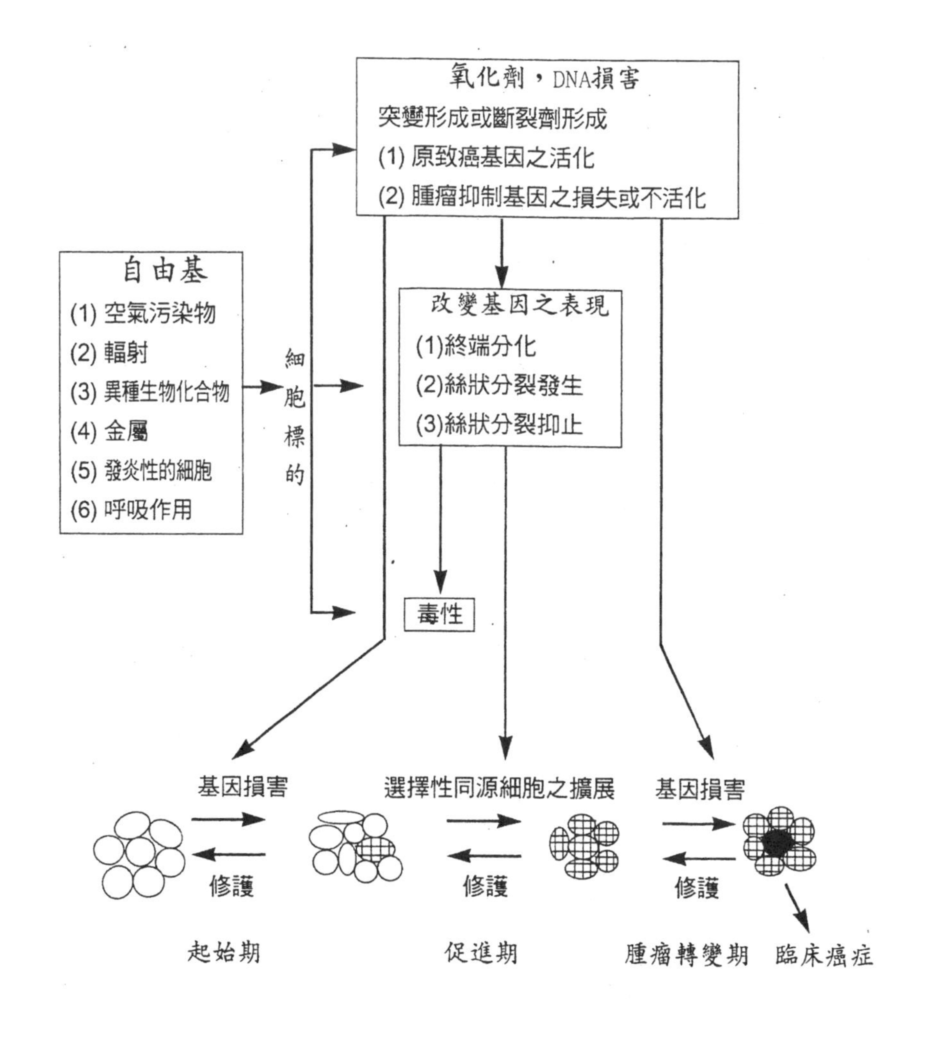

2. 氧自由基的病原學

（一）氧自由基的病原學

「自由基」的定義是帶有一個或是更多個不配對電子的分子。能夠引起組織傷害的自由基的半衰期都很短，而且都在被它傷害的組織

自由基的產生	
可能發生自由基的原因	
外來因素	紫外線、輻射物質、大氣污染、香煙、食物、藥品類、重金屬（鎘、水銀、鉛、鉻、鈷等）、有機化合物等
生理因素	虛血、過度的運動、精神、肉體的壓力
藥物因素	呼吸、白血球、異物、細菌、藥物的代謝處理

原位上產生。正常的細胞或是具有病理的細胞，在它們的代謝過程中，受到由外界進入的「異種生物化合物」的作用，或是經過離子輻射之作用後會產生自由基。自由基與非自由基物質相互作用後再產生新的自由基，並且引起一連串的連鎖反應。例如氧分子，（這是電子接受者），容易與自由基作用而產生「氧自由基」（oxygen free radicals）。**這樣讓我們了解到凡是需氧的生物體內都含有許多氧分子，因此，氧自由基在需氧生物體內，變成細胞內所有的自由基反應**

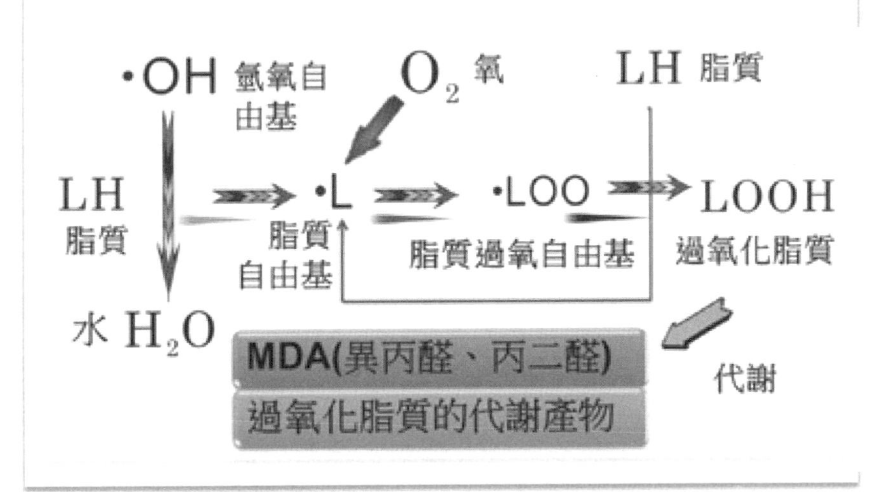

當中最主要的調控者。

當體內的氧分子首次接受單電子（e^-）之還原後，會產生「超氧自由基」（superoxide radical, $\cdot O^{2-}$）（圖2）。需氧的生物，在其代謝作用過程中，會把總氧消耗量的一～二%的氧氣轉變為超氧自由基。活體內的超氧自由基有時會當作為一種還原劑，其作用就像Fe^{3+}一樣；但有時也可以當做一種氧化劑，可以氧化體內的硫醇基。超氧自由基的反應性和毒性雖然低，可是它是一種重要的細胞內的次級傳導者（second messenger）。它之生物效應有一部分就表現在它之次級產物如過氧化氫（H_2O_2）上。當$\cdot O^{2-}$經過歧化作用（即把兩個$\cdot O^{2-}$合併在一起）後就轉變成過氧化氫。此種作用可以在自然狀態下，緩慢地進行，也可以受酵素（過氧化氫酶catalase）之催化下加速進行。活體內的H_2O_2之高活性，會因受「芬同反應」（Fenton reaction）而更加表現出來。即在此反應中，H_2O_2遇到部分還原性的過渡性金屬

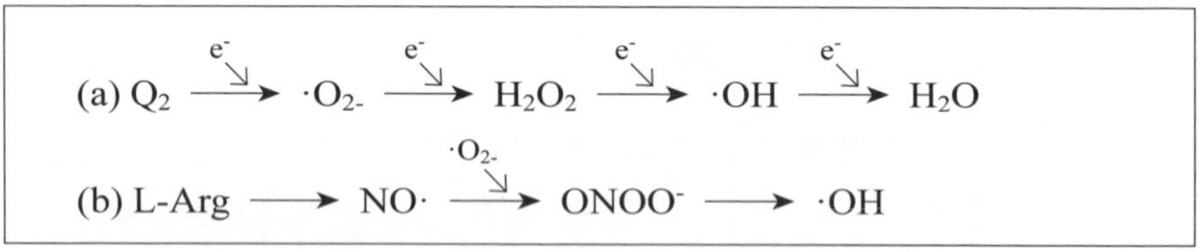

$$\text{(a) } Q_2 \xrightarrow{e^-} \cdot O_{2-} \xrightarrow{e^-} H_2O_2 \xrightarrow{e^-} \cdot OH \xrightarrow{e^-} H_2O$$

$$\text{(b) L-Arg} \longrightarrow NO\cdot \xrightarrow{\cdot O_{2-}} ONOO^- \longrightarrow \cdot OH$$

圖二　(a)氧分子利用逐步的單電子還原作用後產生超氧自由基($\cdot O_2$-)，過氧化氫氫(H_2O_2)，氫氧自由基($\cdot OH$)以及水分子。(b)由精氨酸(L-Ary)產生NO˙以及由NO˙和˙O_2-產生過氧化亞硝酸鹽($ONOO^-$)和氫氧自由基($\cdot OH$)。(Derher D and Junod A. F. Eur J Cancer 327, 30-38, 1996)

離子如Fe^{2+}或Cu^{+}時，就會形成「氫氧自由基」·OH）。氫氧自由基與過氧化氫不同之處是，它可以直接傷害DNA，**氫氧自由基是被認為在所有能夠傷害DNA的自由基當中，最主要的自由基。**

除$\cdot O_{2-}$，H_2O_2和·OH（通稱活性氧物種reactive oxygen species，ROS）是體內氧分子之主要代謝物外，許多其他自由基，和非自由基分子，在活體內對調節氧自由基相關之效應上也會扮演相當重要的角色。氧自由基與生物分子作用後會產生「有機的自由基」，例如「有機過氧化自由基」（organic peroxyl radicals）也會對細胞造成氧化傷害。細胞膜上的脂質經過「有機過氧化自由基」的氧化而引起過氧化作用後，引導連鎖反應。可見氧自由基調控許多細胞膜之功用。

「一氧化氮自由基」（NO·）在細胞內的氧化還原反應中所扮演之角色，逐漸的受人重視。NO·與$\cdot O_{2-}$作用後產生具有活性的「過氧化亞硝酸鹽」（peroxynitrite；$ONOO^-$）以及·OH（圖二）。雖然非自由基但卻具有活性的氧代謝物包含有H_2O_2，HOC1，O_3以及$^1O_2$。這些氧化劑具有致癌性，在活體內會有高度活性的產生自由基。

（二）氧化壓力（oxidative stress）的產生以及它之參與癌之生長：

需氧的生物體內的細胞，在其正常代謝中繼續產生氧自由基。細胞內雖然有抗氧化的防禦系統的存在，可是還是會對易受氧化的生物

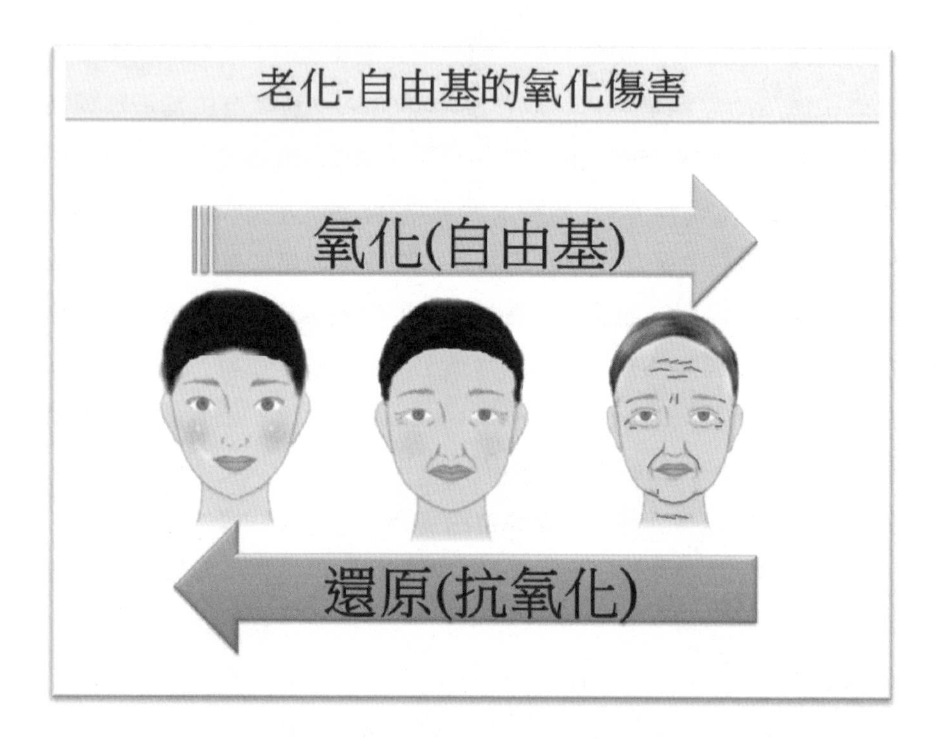

分子造成經常性的傷害。但是所受之傷害會在一種動力平衡下被修護系統所修護。**「氧化壓力」就是從氧自由基的過量產生的機制中，或從缺乏抗氧化防禦系統或修護系統的機制中因應而生。**

氧化壓力對組織造成可逆性或不可逆性的傷害。短期性的氧化壓力之例，有缺血後再灌血症候群，急性發炎反應，以及氧過多症。這些症狀都不至於造成癌症，除非它們已經是致突變事件之源。**慢性氧化壓力的一項重要內生性原因，就是發炎反應。**受活化的白血球產生O_2^-以及HOC1，就是在組織原位產生氧自由基之重要來源。這些氧自

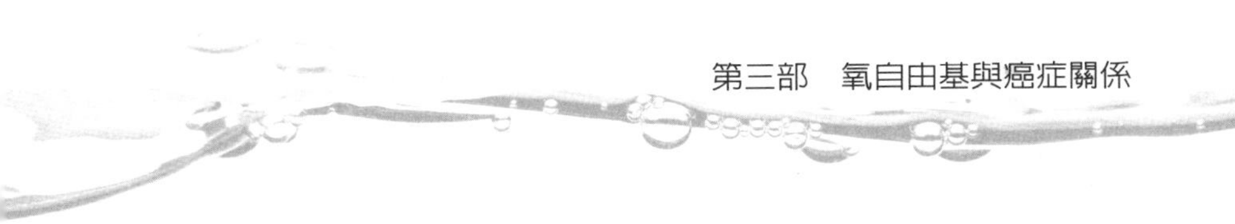

由基不僅能夠殺死標靶細胞，而且也可以對鄰近組織之細胞產生氧化壓力。

在試管內，受活化之嗜中性白血球，可以刺激細胞產生突變。**從慢性發炎反應產生之氧化壓力，有利於許多器官之癌症發展。**曾被估計，世界上癌症之三分之一，是由慢性發炎作用所引起。例如從潰瘍性結腸炎中，常常可以看出由慢性發炎而誘導癌症之例子。另外，由慢性發炎作用而關係到癌生成的例子有由石棉之沉積所造成之間板瘤，以及由血吸蟲感染所引起之尿膀胱癌和由病毒性肝炎引發之肝細胞癌。

在我們的社會環境中到處可以看到許多造成氧化壓力的重要因子。它們之致癌因果關係列於〔表1〕。吸煙是造成支氣管癌之重要因素。吸煙使支氣管之表皮長期暴露於氧自由基之環境中。吸煙所產

表1　與癌形成有關之造成氧化壓力的主要外生源

造成氧化壓力之源	氧自由基的種類	有關之癌症
吸煙	NO・x、・OH	支氣管上支細胞癌
紫外光、輻射	・OH，有機自由基	黑色瘤以及其他皮膚癌
食物中之脂肪酸	脂質過氧化物	大腸直腸癌，乳癌
鐵和銅離子	・OH	大腸直腸癌
酒精	脂質過氧化物	肝癌，乳癌

（Dreher D and Junod A.F. Eur. J.Cancer 32A, 30-38, 1996）

生之氧化壓力來自：（1）燃燒中的香菸內，含有強活性的氧化劑之混合物，尤其含氧化氮和氫氧自由基；（2）香煙內的醛類（aldehydes）耗竭細胞內重要的抗氧化劑叫**穀胱甘肽（glutathione，GSH）**；（3）香煙誘導慢性發炎作用。香煙內含有致癌輔劑，會更增強氧自由基關連之癌生成。致癌輔劑有亞硝胺（nitrosamines），多環芳香碳氫化合物例如安息香比林（benzo(a)pyrene）等化合物。氧自由基對安息香比林的致癌機制是扮演雙重角色。首先是氧自由基刺激安息香比林之代謝，加速形成雙醇過氧化物，經它與DNA結合後誘發腫瘤。其次是在安息香比林本身的代謝過程中產生H_2O_2，而後誘發自由基。

紫外線，香煙，以及高能量（如χ射線，γ輻射線）之離子化之輻射都會刺激細胞之突變。輻射線會在組織原位上產生氧自由基，或是使其他生物分子直接產生自由基因而誘導DNA之傷害。

許多證據指出，脂肪之攝取與直腸癌間之關係是由脂質過氧化作用所產生之氧自由基造成。由肉類所含之脂肪酸，在直腸內若遇到亞鐵離子時則氧自由基產生量會更增加。

亞銅離子（Cu^+）在芬同反應（Fenton reaction）中，具有與亞鐵離子（Fe^{++}）相同的效應，是一種重要產生自由基之催化劑。亞銅離子在試管內比亞鐵離子具有更強之致突變能力。飲食內的脂肪和乳癌流病間之關係是來自於發現乳液中含有致癌性之脂質過氧化產物而加以解釋。酒精是另類的癌症危險因子。酒精的代謝過程中會產生自由基，因此，可以聯想到氧自由基之參與酒精之致癌機制。酒精的腫瘤

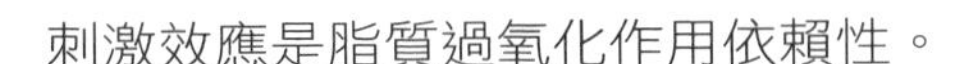

刺激效應是脂質過氧化作用依賴性。

3. 氧自由基在細胞形成突變過程中的作用機轉

（1）氧化壓力在腫瘤起始期中所扮演的角色。

腫瘤起始期（initiation）是癌症發生之第一步驟，需要使一個細胞內的基因，引起永久性的改變。據估計，人體內大約每天每個細胞內的DNA受到一萬次的氧化攻擊。雖然DNA持續性的受氧自由基之傷害會經由特殊的以及非特殊的修護機制加以剷除，然而卻有少部分之已受氧化傷害之DNA會逃過修護系統之控制而造成一種引起細胞突變性之潛在力量，它隨著年齡之增長疊積較高劑量之自由基，提高機會讓受氧化傷害的DNA不被有效的修護。因此，**若哺乳類動物的細胞，持續暴露於氧化壓力之下，就更會增加產生突變的機會。**

雖然氧化壓力是一種強力之足夠殺死細胞，但以此種劑量在細胞群中，卻是較少有效的造成DNA之改變。因為它們之間有特殊之劑量效應，即從氧自由基與癌生成之起始作用間的特殊劑量關係中，可以看出氧化壓力以中間劑量最有效力。有兩點特別提出：

(1)劑量依賴性效應之邊緣的活性表現，較含糊。

⑵氧化壓力之生物效應之劑量，是取決於多種參數如含有自由基之組織，和致癌輔劑之存在，以及暴露於氧自由基時的細胞在其細胞循環（週期）（cell cycle）時的瞬間位置。

（2）DNA的鹼基（bases）受修飾：

從DNA的化學上以及從DNA的構造上，可以決定DNA受氧化傷害的程度。DNA在構造上受傷害時，常常伴隨著DNA的化學上的傷害，反之亦是。每種化學修飾卻會引起DNA雙螺體結構之改變。受氧自由基傷害的DNA鹼基，表現出一種修飾上之特殊模式。在各種癌組織中，可以看出受氧自由基特異性傷害的DNA，其DNA鹼基的受修飾量增加，大部分的DNA受修飾變化都可以在試管中再證明。

氫氧自由基會攻擊DNA分子內之各成分例如脫氧核糖之主鏈（deoxyribose backbone）。嘌呤鹼基（purine bases），以及嘧啶鹼基（pyrmidine bases）。脫氧核糖受化學修飾後，釋去吡啶鹼基或嘧啶鹼基，留出無鹼基之位置，能在活體內表現突變性。·OH攻擊DNA之雙股後產生各種結合產物。腺嘌呤（adenine, A）或鳥嘌呤（guanine, G）與·OH作用結果，可以產生環斷裂性之鹼基例如Fapy-Ade或產生氫氧嘌呤例如8-OH-Gua。至於胸線嘧啶（thymidine, T）或胞嘧啶（cytosine, C）與·OH作用結果會產生thymine glycol（5, 6-OH thy）或5-hydroxy-cytosine（5-OH cyt）。

DNA鹼基受氧自由基之攻擊而修飾後，DNA的複製受到阻礙，有時候因為鹼基之誤讀，造成DNA之點突變（point mutation）。最普遍的DNA鹼基受氧化修飾產生8-OH-Gua的發生頻率是在正常人類細胞內有100,000個guanine（gua）中有1個會變成8-OH-Gua。8-OH-Gua會與Ade（adenine）誤配（即8-OH-Gua-Ade）造成GC→TA之顛換。

GC→TA之顛換常在RAS致癌基因中偵測到，它代表一種氧自由基引起腫瘤起始期（tumour initiation）之可能機制。在肺癌及肝癌的TP53腫瘤抑制基因中，也可以看出GC→TA之顛換。氧自由基引起點突變，使得致癌基因的受活化或是抑癌基因之不活化，因而參與癌形成的第一步驟的起始期，甚至參與最後一步之腫瘤進行期。

（3）DNA螺旋股之改變

DNA螺旋股受自由基攻擊而引起之改變，包括螺旋股之受扭曲，單股之斷裂，雙股之斷裂，內股之橫鏈以及染色體之畸型。DNA螺旋股受扭曲之原因，主要是在鹼基與脫氧核糖主鏈間多生一種鍵結，或形成一種含有內股的嘧啶二元體。含有內股的嘧啶二元體則是紫外線對DNA引起改變的主要產物。而較高能量的輻射線會對DNA單股或雙股引起較高比例的破壞。自由基的直接攻擊或是由酵素對DNA的分解，都可以使DNA單股或雙股受到破壞。

4. 氧自由基在癌促進期中所扮演的角色

氧自由基對細胞之突變形成中，除參與起始期和癌症進行期外，氧化壓力尚可以刺激已經突變的同源細胞之擴展，調控基因，使細胞增殖或細胞死亡。**哺乳類動物的細胞，受輻射或化學突變劑之刺激引起癌發展之起始期後，會再受氧自由基之促進而增殖。高量之氧化壓力，由於其具有細胞毒效應，反而會抑止細胞之增殖，可是相當低量之氧化壓力，卻可以刺激細胞之分裂以及促進腫瘤之生長。**從氧自由基之劑量與腫瘤促進之特殊性關係上，可以知道自由基誘發並促進細胞生長，具有選擇性的劑量。

（1）鈣離子調控腫瘤之促進作用

氧自由基可以誘導細胞內Ca^{2+}離子大量增加，Ca^{2+}離子可以調節基因之轉錄，調控細胞之生長和增殖。鈣離子可以直接，也可以間接影響到基因層次。低劑量氧自由基誘發產生原致癌基因C-Fos，就是受細胞內鈣離子直接調節的例子。又如Ca^{2+}離子依賴性的酵素protein kinase C（PKC）經過多階梯式之磷酸化作用後調控轉錄因子之活性，進而調節氧自由基以影響細胞之增殖，這就是Ca^{2+}離子間接影響基因層次之例。

（2）氧自由基在腫瘤促進作用中的其他機轉

氧自由基可以調節Ca^{2+}離子以活化PKC的酵素活性，也可以氧化酵素的「調節功能部位」內所含之半胱胺酸（cysteine），來直接活化PKC之活性。細胞內氧化還原量影響轉錄因子時，也會影響到細胞之增殖或死亡。**另外哺乳類動物細胞內的轉錄因子NF-KB受氧自由基之活化。NF-KB是rel致癌基因家族中之一成員，控制許多基因例如生長因子和分化因子。**

5. 氧自由基在癌進行期中所扮演之角色

癌發展到最後步驟是腫瘤變為惡性。此種性質包括增速生長，逃避免疫偵監，侵襲組織以及轉移等。這些變化都包括DNA之受損害。有**學說認為腫瘤細胞內氧自由基之升高，造成氧化壓力之持續性狀態時更會增加基因之不安定性。此外，腫瘤細胞對氧自由基之敏感性，可能會因低量的抗氧化酵素活性之存在而更提高。**

（1）TP53基因突變在氧自由基誘導基因不安定性中所扮演之角色：

在人類癌中，最常看出TP53基因之突變。實驗數據指出TP53蛋白參與細胞週期之控制。正常細胞受到離子輻射和由其他來源來的自由基後造成DNA損害之疊積。利用阻斷細胞循環的方法，使細胞在複製之前，可以修護DNA，此種效應也可以使TP53基因表現量增

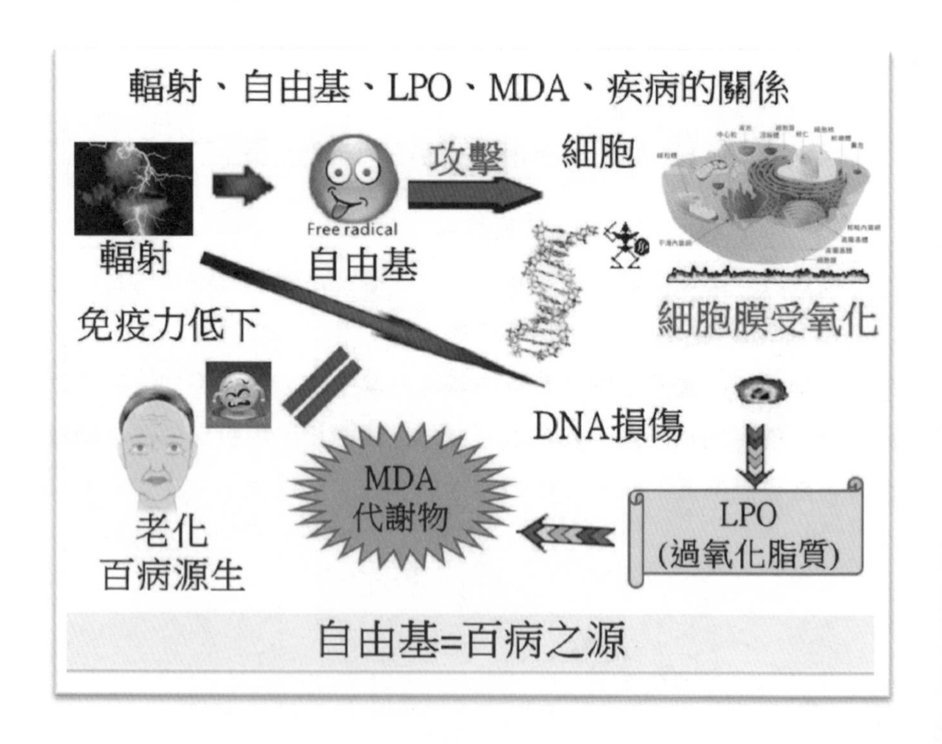

加。相反的，缺乏TP53基因功能之細胞，在細胞進入分裂時，也會讓受損害之DNA帶給下一代。因此，沒有受檢驗的細胞分裂，在缺乏TP53基因時，從起始的DNA損害，繼續造成染色體之重新排列。缺乏TP53基因之小白鼠，在受離子輻射後，對DNA受損害之易感性，大為增加。因為離子輻射誘導DNA損害的過程要經過氧自由基。**因此，可以假設TP53基因之主要功能是在保護由自然產生的氧自由基所引起之癌症。**

● 自由基所引起的症狀、疾病

自由基所引起的症狀、疾病

自由基所引起的症狀、疾病

部位	症狀、疾病
腦部	・浮腫、癲癇、腦虛血、帕金森氏症、脊髓損傷
眼部	・白內障、網膜異變、未熟兒網膜症
呼吸器官	・氣喘、肺肌腫、肺纖維症、呼吸障礙症候群
循環器官	・心臟病、動脈硬化、心肌梗塞
消化器官	・胃潰瘍、十二指腸潰瘍、腸炎、胰臟炎、肝傷害
皮膚	・紫外線傷害、過敏性皮膚炎、燙傷、凍傷、褥瘡
腎臟	・腎炎、腎不全
其他	・癌、老化、糖尿病、風濕、愛茲海默症、免疫系統病變

(2)氧自由基和細胞凋亡(apoptosis)

大部分癌對其宿主,都以不同強度在刺激其免疫反應。被活化的白血球所產生之氧自由基,可以造成:

⑴慢性發炎反應,它不僅不能消除腫瘤細胞,反而會增加腫瘤之進行。

⑵經過細胞內Ca^{2+}離子濃度之重新分配和其他機制,造成細胞之凋亡。

⑶細胞毒性會直接造成細胞之死亡。

只有在高濃度,而具有細胞毒性劑量的氧自由基,才可以使腫瘤少許減低;而當發炎細胞產生之氧自由基濃度很低時,氧化壓力會使DNA深受損害和繼續刺激生長,促進癌之進行。

原致癌基因BCL-2可以保護癌細胞在凋亡過程中,避免死亡。BCL-2可以抑止氧自由基誘導之細胞凋亡。因此,過度表現BCL-2之癌細胞,可以抵抗氧自由基所誘導之細胞凋亡。

6. 結論

氧自由基誘導細胞突變的結果,造成癌之引發和進行,這在正常人類細胞中是經常會發生的事件。雖然氧自由基調控腫瘤促進作用

（tumour promotion）不曾在人類直接被證明出來，可是卻有許多可信服的實驗證據指出氧化壓力，可以有程度性的誘導腫瘤細胞之增殖。因此**氧自由基應該可以被認為是一類主要之致癌劑，可以在癌之各種發展階段中刺激癌之形成。**

可是要防止氧自由基對致癌效應之策略時，必須考慮到自由基化學在活體內的複雜性和癌發展的複雜性。考慮氧化壓力對某一階段的癌發展之影響時，必須也考慮到所參與作用的**氧自由基之成份以及強度。但無論如何目前認為，如何避免內生性（例如慢性發炎反應），以及外生性的氧化壓力之來源，以及減少環境中之致癌輔劑，是最有潛力的重要方法，來防止氧自由基所誘導之癌症。**

〔資料來源〕D. Dreher and A.F. Junod Eur. J. Cancer. 32A, 30-38. 1996

第4部

飲水革命：富氫水

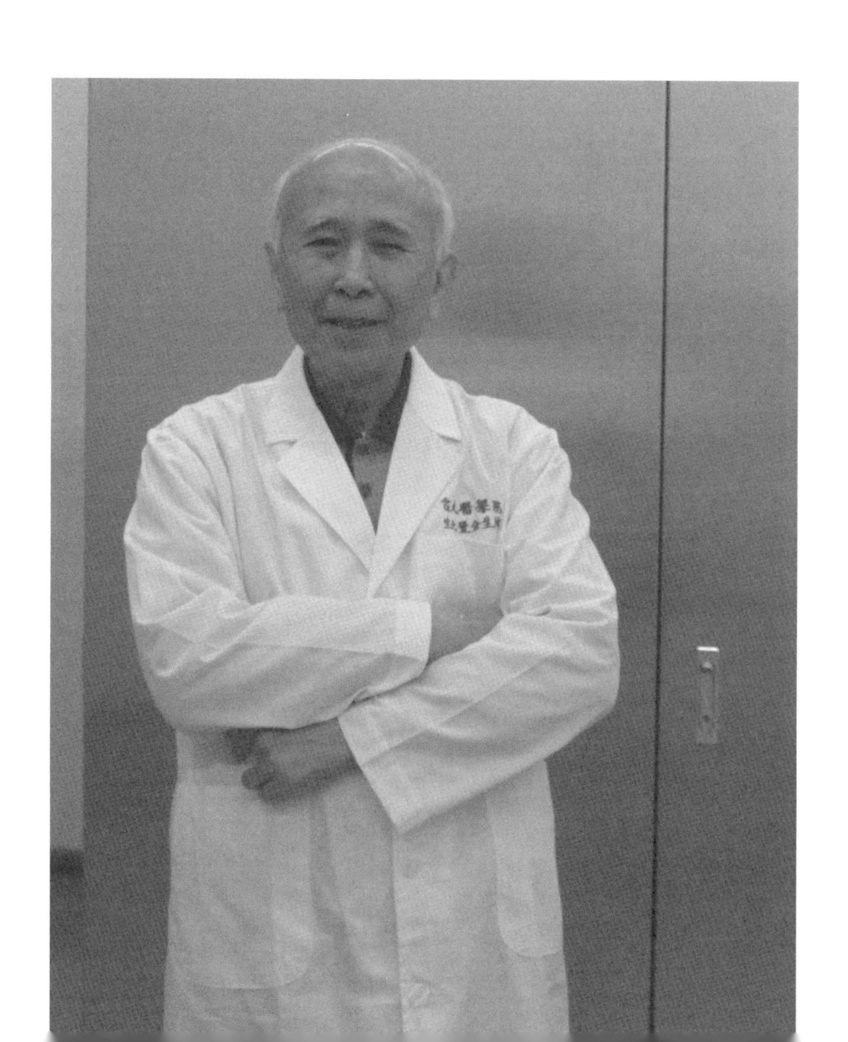

第一章
綜說篇

1. 什麼叫做氧化作用(oxidation)?

從專業術語言來論氧化作用，簡單而言，**氧化作用是一種化學作用的過程**。在這個化學作用過程中，一個原子、分子或離子從其他原子，分子或離子中獲取一個或更多個電子。若有化學物質表現出這種獲取電子的性質者，我們稱之為「**氧化劑(oxidizing agents)**」，從生活中最熟悉的氧化劑就是人體本身。在我們每天生活當中，可以看到氧獲取電子的許多例子，比方說：蘋果變褐色、鐵釘生鏽，藍色斜紋布轉褐色等。**當物質受到氧化後，它的化學構造會改變，常常是不可逆的改變，人體也不會有例外。**

我們經常暴露的「氧化壓力」(oxidative stress)之中，此種氧化壓力有一部分是來自於環境因素，例如空氣污染，香煙煙氣；暴露於化學劑；暴露於紫外光或其他離子的輻射。可是動物體包括人體的氧化壓力，有一部分是自己身體持續的在「有氧代謝」(aerobic metabolism)過程中進行。正常情形，**「有氧代謝」會產生各種高度活性分子的副產品，這些副產品，總稱為氧化劑(oxidants)**。這些氧化劑包括有各種獲取電子的分子，就是「自由基」（free radicals）以及具有高度活性的「單重態氧」（singlet oxygen）。

這些活性分子如超氧化物（superoxide）、過氧化氫（hydrogen peroxide）和一氧化氮（nitric oxide），在適當的濃度下，在生理上，有些是有用處的。事實上，它們是生命所需要的。可是，如果它們含量過多，或是在不合適的情況下，也是有害的。所有這些氧化劑能與活細胞內不同的成分引起作用，例如可與蛋白質、DNA或脂質作用，因而改變這些成分的化學構造進而引發傷害。這些傷害關連到許多的疾病病理狀態，包括：老化、動脈粥狀硬化、缺血再灌輸血液後引起的傷害，老年性黃斑退化症和導致癌症等。對我們人體而言，氧也是有害的物質，因此氧之於人被喻為「有氧的生命的矛盾」（paradox of aerobic life）。

人體早已演發出一大群的內生性抗氧化防禦系統，以對抗氧化壓力，包括有抗氧化酵素例如超氧化物歧化酶（superoxide dismutase）；過氧化氫酶（catalase）；以及各種過氧化酶（peroxidase），和具有能力運用抗氧化活性的小分子，例如穀胱甘肽（glutathione），荷爾蒙褪黑激素（melatonin）和尿酸（uric acid）。**但是，這些內生性的抗氧化劑不能完全的保護身體以對抗總氧化壓力的挑戰。因此，來自膳食的抗氧化劑如維生素C、維生素E和類胡蘿蔔素等以及新一代的抗氧化劑（氫分子），在保護身體對抗疾病和對抗老化現象上，就扮演著極其重要的角色。**

2. 氫可以當做一種新醫療劑

過去幾年來的初步以及繼續的臨床研究有關氫對身體的保護作用，以及討論氫的研究課題中，已經證明氫可以對細胞或器官當做抗氧化劑、抗發炎、抗細胞凋亡以及具有其他保護效用的重要生理調節因子。

氫的形態

H 氫在大自然中以多種形態存在

負離子氫H^-	・帶負電的氫原子，氫原子得到一個電子成為氫陰離子
正離子氫H^+	・帶正電的氫原子，氫原子失去一個電子成為氫陽離子
氫分子H_2	・2個氫原子
氫氣	・氣體狀態氫
氫水	・用電解法、特殊吸藏法，高壓氫充填使水中富含氫
飽和氫水	・富含飽和狀態的含氫水

目前已知從這些研究中，獲得輸送氫的有用、方便方法，包括吸入氫氣，飲用溶氫的水及注射飽和氫的食鹽水。

本文在於綜述最近所知氫對身體的保護作用和討論氫的可能作用機制，包括氫做為抗氧化劑及氣體信息分子，並具抗癌能力，且嘗試說明內生性氫是否具有保護作用。

氫在醫學應用上尚留待許多有解決的問題，未來還要繼續研究。

（一）導言

數十年以前在德國有叫Nordeau的小鎮，發生一件神奇事件聞名世界，即當地居民飲用廢墟礦坑的泉水後，他們罹患的疾病例如糖尿病，腫瘤，胃炎和腸炎都好轉。他們把這項神奇事件稱為「諾丹奧現象」（Nordenau phenomenon）。一位日本醫生叫George Tseng博士到該小鎮研究泉水的性質後，發現泉水富含氫。以後有人再發現不僅德國的Nordenau water，其他日本的Hita Tenryosui water以及墨西哥的Tlacote water也含氫，都具有相同的醫療效果。

早在1975年Dole已經發現吸入高量氫氣後，會明顯的抑制皮膚癌。氫是一種無色，無味，非金屬和高燃性的雙原子氣體。也是含量最豐富的最輕化學元素，可以供給太陽做能量，也可以做核子熔合產生氦氣（helium）。

學者Ohsawa等人發現氫氣有能力保護大腦對抗缺血再灌血（I/R）後引起腦傷害，氫可選擇性的消除具有細胞毒性的氫氧自由基。

● 水(H_2O)的組成份子「氫(H_2)」

氫原子(H)+ 氫原子(H)= 氫分子(H_2)

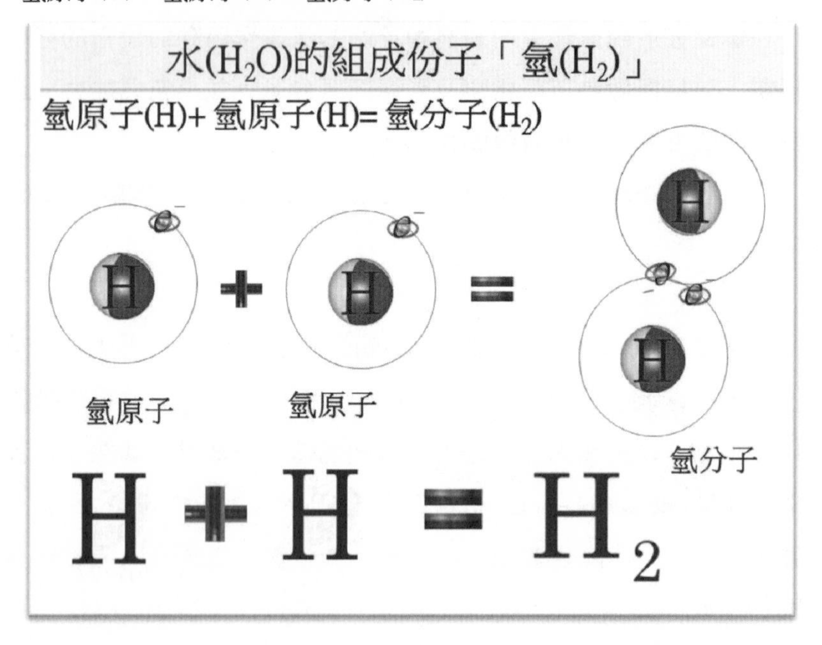

(·OH),到目前為止,許多實驗證據證實,氫的性質包括:

(1)選擇性的抗氧化劑

(2)抗細胞凋亡

(3)抗發炎

(4)抗過敏

(5)抗癌

活性氧(ROS)參與許多疾病病理,這些疾病包括心血管疾病、癌症、發炎、退化性疾病。**氫可以選擇性的減少活性氧中，最具毒性的氫氧自由基（hydroxyl radicals）和過氧亞硝酸鹽（peroxynitrite）之傷害。**氫氧自由基（·OH）是最強的氧化劑，可以不加選擇性的與核酸，脂質和蛋白質作用。**人體內沒有對氫氧自由基的內生性解毒作用系統，所以氫的選擇性還原作用極具重要的醫療價值性。**

氫對細胞的保護作用之另外機制是氫可以增加抗氧化酵素的活性，這些抗氧化酵素有：

（1）過氧化氫酶（catalase）

（2）超氧化物歧化酶（superoxide dismutase）

（3）血質加氧酶-1（heme oxygenase-1）

氫也可以抑制caspase 3的活性，而具有抗細胞凋亡（apoptosis）的性質，在各種傷害的動物模式中，氫表現抗發炎性質，尤其可以減少典型的氧化壓力所誘導的發炎組織之傷害，因為氫可以調降促發炎細胞素（pro-inflammatory cytokines）例如：

IL-1β

IL-6

chemokine

ligand 2

TNF-α

最近的研究更證明氫可以當做一種**氣體信息分子**，就像NO一樣可用以解釋一些醫療上尚未解決的問題，繼續延展研究氫功用的深度和廣度。

（二）氫的輸送

（1）藉由吸入方式獲取氫氣

可以利用通氣器（ventilator circuit）、面具（face mask）或鼻套管（nasal cannula）來輸送氫氣，吸入體內。當氫的濃度低於4.7%時，空氣中的氫氣或純氫之氫氣不會有立即爆炸的危險，惟仍需要考慮安全性，及監控和維持固定的氫濃度。

（2）攝入富含氫的水

可溶性的氫是有益處的，故攝入富含氫的水是既簡單又方便安全的運送氫方法。飲用富含氫的水（hydrogen-rich water, HW）具相同效果。

有幾種方法可以產生HW：

（a）把水電解後產生的氫溶於水

（b）在高壓下，把氫溶於水

（c）利用珊瑚鈣氫化物（coral calcium hydride）產生氫

（d）把鎂棒放入水中產生氫

（3）注射富含氫的液體

即使口服富含氫的水是安全方便，但不能保證氫的固定濃度，因為氫會在胃內或小腸內揮發損失，所以利用注射方式，投入氫氣，可以更準確的控制氫的濃度，所以腹腔注射氫也是可用的方法。

（三）氫分子是新一代抗氧化劑

氫的抗氧化劑性質是此領域中最基本的理論。**氫具抗發炎作用，**可以抑制破壞組織的產物生成，包括來自激活的淋巴細胞所釋放的TNF-α。

活性氧（ROS）經由NF-κB的信息途徑而活化TNF-α。TNF-α可以活化NADPH oxidase（NOX）的表現。NOX可以使O_2產生O_2^-，因此，發炎和氧化過程有著相互關係。氧化壓力與許多疾病過程有關，包括缺血再灌血（I/R）引起的組織傷害、發炎性疾病、癌症、心血管疾病、神經退化性疾病以及老化等。

氧化壓力與ROS有關。過多的ROS導致DNA形成斷片、脂質過氧化、和蛋白質之不活性。由這些表現，造成細胞之凋亡和壞死。**氫具有極大影響力，而最被接受的作用機制是氫可以選擇性的和直接的掃除具有細胞毒性的氫氧自由基（·OH），但不會同時與其他ROS和O_2^-及H_2O_2作用，可以讓O_2^-和H_2O_2執行其重要生理功能，例如當做信息分子參與許多信息傳導級聯，能夠調節生理過程，例如細胞凋亡及細胞增生和細胞分子。**

在分子層次上，ROS造成細胞之凋亡是受aspartate特異性的cysteine protease（Caspase）包括caspase-12和caspase-3之級聯所調節。Cai等人發現在缺血的新生老鼠模式中，老鼠經過氫之處理後，明顯的抑制caspase-3和caspase-12的活性，而推測氫具有掃除ROS而抑制細胞凋亡的性質。

● 水(H_2O)的組成份子「負氫離子(H^-)」

氫原子(H)+電子→負氫離子(H^-)

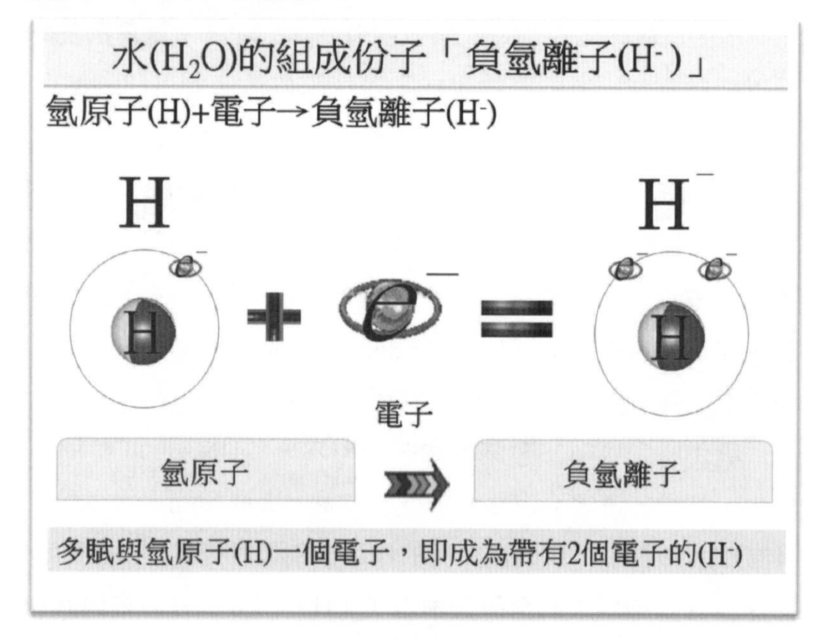

最近Yasunoni Sato的研究證明氫可以穿過粒線體膜而直接減少O_2^-之產生。粒線體的呼吸作用是產生ROS之主要來源，在呼吸作用鏈的電子遺漏時會產生O_2^-，而另外在：

（1）輻射離子和紫外線照射中；

（2）廣泛範圍的藥物的使用和異物代謝作用中；

（3）過渡金屬離子的自體氧化作用的催化作用中；

也會產生ROS。

酵素SOD（superoxide dismutase）把O_2^-轉為H_2O_2，而H_2O_2再被glutathione peroxidase或catalase分解成水。過多的O_2^-可以再與H_2O_2經過Fenton reaction產生·OH。**氫是低分子可以容易穿過細胞膜進入粒線體，影響呼吸作用，干擾過渡金屬的活性，進而抑制·OH之產生**。氫也可以與其他酵素作用而抑制ROS之產生，這些酵素包括：

（1）NADPH oxidase（NOX）

（2）xanthine oxidase

（3）nitric oxdide synthase

（4）peroxisomal constituents

Zhang等人認為氫可以影響檸檬酸循環（TCA cycle）和蛋白質的合作，而增加ATP和GSH，誘導Nrf-2和第2期解毒酵素的活性，減少氧化壓力。

（四）氫繼NO、CO和H_2S之後當做第4種的信息分子

Itoh等人建立一種「立即型之過敏反應」（immediate type allergic reaction）的小白鼠模式可以檢查氫之效力。

在此研究之前，已知氫被認為是唯一可以完全去除·OH的抗氧化劑，可是在經過「立即型之過敏反應」的動物模式中，**證明氫並不只是會抑制氧化壓力，氫也會抑制過敏反應，而過敏反應並不是完全由氧化壓力造成**。他們發現口服富氫的水，可以明顯的廢除「立即型的過敏反應」。他們認為氫的有益效應，在於氫可以調節一種尚未足夠清楚的一種特殊信息途徑，**他們也暗示氫可以減少與氧化壓力無關的**

各種疾病，它們是經過一種尚未確知的信息途徑所造成。

雖然一般人已接受的觀念是氫具有抗氧化能力，但這並不是唯一**可以解釋氫的功用的理由。**氫**與其他氣體如NO、CO、H_2S一樣的會參與信息途徑，可以調節發炎和其他病理過程。**

在Katherine Wood等人對Ohsawa的實驗的評語中提到氫尚有許多不明白的作用機制，例如氫分子可以與·OH競爭細胞內許多標靶分子，例如細胞膜脂質，和硫醇（thiols），而且·OH與H_2作用之速度常數比自由基對自由基作用速度常數（radical-radical reaction rate constant）低（4.2 x 10^7 M^{-1} sec^{-1}對10^9 M^{-1} sec^{-1}）。因此他們提出學說，即當**外生性的氫分子進入細胞內的微環境中時，它的低濃度就會當做一種保護人體生理過程之促進劑（promoter），此種促進劑主要在於引導當做一種信息分子。**

（五）氫和癌症

氧化壓力與致癌基因間之關係密切，癌細胞常常暴露於持續性的氧化壓力之下。Shinya報告人類腫瘤組織比鄰近非腫瘤組織含有10倍高的8-OHdG，容易引起突變（G：C→T：A）。過多的活性氧（ROS）具有形成癌的性質，可以使DNA造成雙股之斷裂，改變guanine和thymine bases，發生子染色單體之交換（sister chromatid exchanges），低致死劑量的氧化壓力也可以活化MAPKs途徑（mitogen-activated protein kinases（MAPKs）pathway），促進細胞之增生，即活化ERK、C-Jun和p38途徑。

另外，人類腫瘤比正常細胞株更快速產生活性氧（ROS），這是因為：

（1）NADPH-oxidase受GTPase Rac 1之調控，而GTPase Rac 1是proto-oncogene Ras之下游。

（2）癌細胞內的thymidine phosphorylase分解thymidine成2-deoxy-D-ribose-1-phosphate時，很快產生ROS。

（3）腫瘤快速獲得血液之供應養分，會在短時間內刺激血管之形成即血管新生（angiogenesis）。在新血管內的血液之流動常常是混亂的會造成缺氧期。而當再灌血時常常會產生ROS。

腫瘤常常有大量巨噬細胞（macrophages）之浸潤，而巨噬細胞分泌TNF-α，它會誘導產生氧化壓力。

ROS在腫瘤內增加：

（1）血管新生因子（angiogenic factor）：

（2）血管內皮細胞生長因子（vascular endothelical growth factor）

（3）基質金屬蛋白酶-1（matrix metalloproteinase-1）

腫瘤會在腫瘤微環境（tumor microenvironment）內，促進血管生長。氧化壓力可以板引血管舒張（vasodilation），增加血液供給癌細胞養分。氧化壓力可以誘導iNOS，和HO-1（heme oxygenase-1），HO-1把血基質（heme）分解成膽綠素（biliverdin）和CO。NOS和CO可以活化靠近平滑肌細胞的cGMP造成血管弛張。

ROS可以活化MMP-2和抑制蛋白酶抑制劑（anti-protease），例如α-1-proteinase inhibitor，也會促使腫瘤之侵犯和轉移。

Dole等人把帶有鱗狀細胞癌的無毛小白鼠暴露在含有2.5% O_2，和97.5% H_2之混合氣體（總壓力8氣壓），經過2星期後，混合氣體明顯的抑制腫瘤生長。他們首先發現「高氫治療法」（hyperbolic hydrogen therapy）有能力影響癌細胞之生存。他們提出氫的作用機制，**在於氫可以掃除ROS（·OH）**，·OH是傷害性最強的活性氧；另一種作用機制是高度暴露在低氧下會干擾癌細胞之呼吸作用和功能，這些現象與正常細胞不同。

溶解的氫水可以減少ROS，保護DNA，RNA和蛋白避免受氧化傷害，抑制腫瘤殖系（clone）生長，腫瘤之侵犯和血管新生。Saitoch發現補充含鉑的氫水具抗癌活性，對人類舌癌細胞株（HSC-4）比正常舌細胞株（DOK）更能抑制生長，可能補充鉑的氫水具抗氧化活性。**有些研究證明的氫之減少ROS之產生是抑制氧化還原作用敏應的分子，例如AP-1和NF-κB後，改變生化的信息途徑，促進細胞轉形的級聯途徑（cascade pathways）。**

（六）內生性的氫在人體內保護系統中扮演重要角色

有些小腸細胞可以把在大腸內未被消化的碳水化合物發酵成大量的氫分子，氫在小白鼠之胃及肝臟的濃度有20~80μM，Mikihito Kajiya等人利用針形氫感受器（hydrogen sensor）測量小白鼠器官產生氫量，他們發現氫含量最多的器官是盲腸，其次是小腸、大腸、肝臟、脾臟、和血液，少量的存在於腦。Maier等人發現氫的平均濃度超過53 μmole/L。活小白鼠之小腸含氫範圍是118~239 μmol/L（168 μml/L, n=12）；而在脾和肝組織含氫量大約43 μmol/L。他們報告有些小白鼠組織內氫濃度可以達到抗氧化效果，例如肝臟內之氫濃度可以達到60 μmol/L。而外源性的有效氫濃度只有25 μmol/L。**當在有氧化壓力或發生發炎時，內生性的氫不會表現明顯的效果，而外源性的氫卻會表現效果，因此Zhang等人推測氫在體內首先當做內生性的抗氧化劑，也可以當做是一種信息分子，可以促進身體之防禦作用。**

棲息在小腸內的細菌與寄主共生，對寄主賦予保護作用，可是它們所發酵產生的氣體不會被寄主利用，大部分從糞便或排氣而漏失或轉而同化產生甲烷。有些數據也證明小腸內產生的總氫量之14~20%被血液攜帶而由肺釋放，所以由小腸產生的氫比外源性的氫相對地具有較低的抗發炎能力。

存在於小腸黏膜深處或胃內的細菌例如幽門螺旋桿菌，具有掃除氫的能力，氫會明顯的被它們消耗。大部分哺乳類動物缺乏產生氫的酵素（氫化酶hydrogenase），小腸細菌是產生氫氣的唯一來源，所以如果有外來因素，例如用在全身性抗生素治療時，會改變小腸內與寄主共生的細菌數目，最後影響到氫的功能，使身體容易得疾病。

有些食物和藥物可以促進產生內生性的氫，例如植物蜜糖（raffinose）、乳糖（lactose）、果糖（fructose）、山梨糖醇（sorbitol）、澱粉（starches）、可溶性纖維、不可溶性纖維、膳食薑黃（dietary tumeric）、甘露糖（manitol）。

（七）氫治療法的價值和缺點

為檢測氫治療法的缺點，Saitoh等人觀察氫在老鼠體內的突變性、基因毒性以及次慢性口服毒性後，發現只有少數在統計意義的血液學和臨床生化學上的參數的變化。

Nakao等人發現氫在人體內降低AST（aspartate aminotransferase），和ALT（alanine aminotransferase）的活性和增加rGT（r-glutamyl transferase）的活性和總膽紅素（bilirubin），可是所

- 「氫、氧」參與「氧化、還原」

氫氧參與（氧化、還原）反應

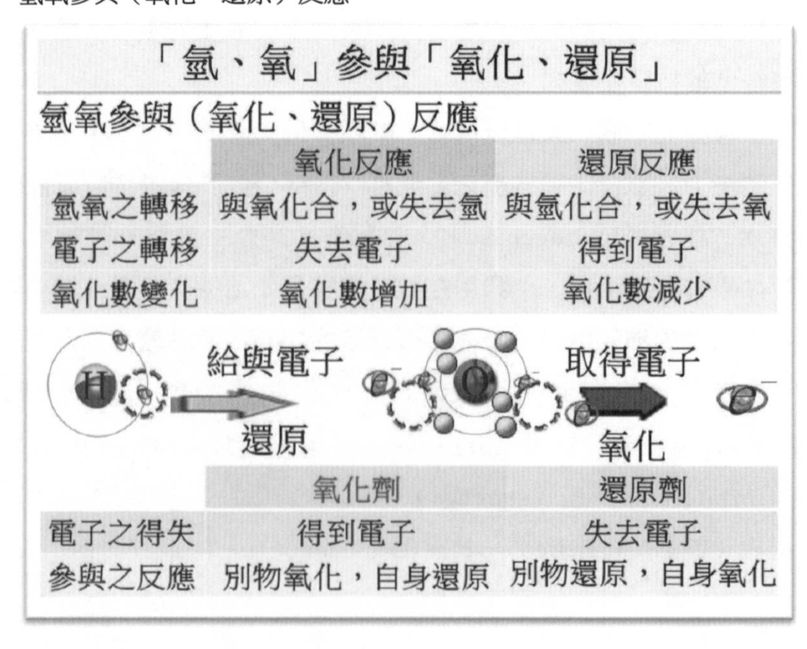

「氫、氧」參與「氧化、還原」

氫氧參與（氧化、還原）反應

	氧化反應	還原反應
氫氧之轉移	與氧化合，或失去氫	與氫化合，或失去氧
電子之轉移	失去電子	得到電子
氧化數變化	氧化數增加	氧化數減少

	氧化劑	還原劑
電子之得失	得到電子	失去電子
參與之反應	別物氧化，自身還原	別物還原，自身氧化

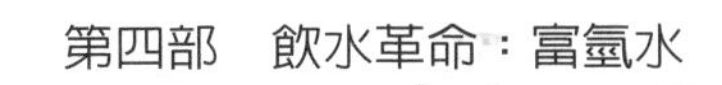

有的變化尚維持在可被接受的臨床範圍內，氫也會疏鬆大便和增加小腸移動的頻率。

氫比藥理藥劑有更多益處，例如在有效氫濃度內少具毒效應，不可能有過量的氫，因為氫會從肺的呼吸作用排出體外。氫的另一項好處在於選擇性掃除具侵犯性的ROS，即·OH，可以使其他ROS如O_2^-，H_2O_2維持正常生理功能。而且氫不會影響到生理參數例如溫度，血壓，pH或pO_2這些參數對細胞穩定平衡的維持很重要。氫是低分子量，會快速擴散進入組織和橫過細胞膜，包括粒線體膜和細胞核膜而達到重要的標靶分子處，氫具有多種功能，例如抗氧化、抗發炎、抑制細胞凋亡、抗過敏、抗癌，所以氫的治療幅度比其他藥物廣。

（八）氫研究的展望

雖然在前幾年已經完成許多氫的研究，但是氫分子醫學（hydrogen medicine）的研究仍在熱烈進行中，因為它們有許多尚待解決的問題：

（1）氫的治療法仍停留在證明它對許多疾病的效果上。

（2）從分子層次上尚不清楚它的作用機制。

（3）尚不清楚氫如何到達作用之處，如何能夠選擇性的與第一個標靶分子結合。

（4）氫在體內的調控途徑和過程。

根據過去研究的成果，我們需要再從事許多的研究才能夠配合出一種可以提供適當劑量，時間，和輸送氫的標準量，也應該在臨床應用前找出氫的無益之處和毒性。

〔參考文獻〕Ting-Yao Xhang et. al. A review of hydrogen as a new medical therapy. Hepato-Grastroenterology. 2012,59,1026-1032.

3. 氫分子可以當做一種神經退化性疾病和其他疾病之緊急治療的醫用氣體

氫分子對各種疾病的影響的研究，在過去4年半的時間中，已經有64種疾病模式和人體疾病的研究文獻資料。大部分的研究針對齒類動物的研究包括2種動物模式的巴金森氏病和3種動物模式的阿滋海默氏病。

實驗結果可以觀察到氫具有明顯的治療效果，尤其氫對於由氧化壓力所調控的疾病更有明顯的影響。

這些疾病包括：

（1）新生兒之大腦缺氧

（2）巴金森氏症

（3）脊椎、心、肝、肺、腎和小腸之缺血再灌血

（4）肺、心、腎和小腸之移殖。

另外，有六種人體疾病也被研究：

（1）第2型糖尿病

（2）代謝症候群

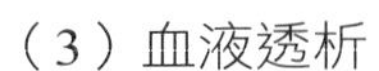

（3）血液透析

（4）發炎和粒線體肌肉病

（5）腦幹栓塞

（6）放射線照射誘發之不良效應

可是對氫的效益卻有兩種不解之述：

（1）**氫的效應沒有劑量相關性。**齒類動物和人體只攝取少量富含氫的水就會表現明顯的效果。

（2）**人體和齒類動物的小腸內的細菌雖會產生大量氫氣，但是只有從體外加入的少量氫氣就會表現明顯效果。**

因此，以後的研究要闡釋由體外加入的少量氫氣就能表現顯著效果的分子基礎，而且也要研究對每一種人體疾病治療所攝取的氫的次數，劑量和用法。

（一）概述

氫分子（H_2）是最小的氣體分子，由兩個質子和兩個電子組成。氫在4~75%的濃度會爆炸；可是氫本身是一種安定的氣體，在水中與氧化物自由基離子（$\cdot O^-$）和氫氧自由基（$\cdot OH$）作用的反應速率常數（reaction rate constant）低：

$$^{\cdot}O^- + H_2 \longrightarrow H\cdot + OH^- \qquad \kappa = 8.0 \times 10^7 M^{-1}S^{-1}$$

$$^{\cdot}OH + H_2 \longrightarrow H\cdot + H_2O \qquad \kappa = 4.2 \times 10^7 M \; M^{-1}S^{-1}$$

$$H\cdot + \cdot OH \rightarrow H_2O \qquad \kappa = 7.0 \times 10^9 \; M^{-1}S^{-1}$$

·O⁻和·OH與其他分子之反應速率常數較高在10^9~10^{10} $M^{-1}S^{-1}$間；但是·O⁻和·OH與H_2作用之反應速率常數較低，只有10^7 $M^{-1}S^{-1}$。**可是氫是一種小分子，容易分散進入全身身體內和組織內，氫與其他分子之撞擊速率很高，所以氫可以克服它低反應速率常數。氫不易溶於水，在常溫下，100%飽和的氫水含1.6 ppm 或0.8 mM的氫。**

1995年氫首次被應用到治療疾病，可以克服在深海中的高壓力之神經症候群症。氫可以減少氮毒性以及減少人體在深海中之呼吸阻力。2001年Gharib等人研究氫分子對小白鼠之住吸血蟲病引起之慢性肝炎治療效果。他們把小白鼠置入含70%氫氣之箱內經過2星期後，小白鼠減少肝纖維化，促進血液動力學，增加iNOS活性，增加抗氧化酵素活性，減少脂質過氧化物之量，減少血液腫瘤壞死因子TNFα量。在他們實驗模式中，也發現氦（He）也有保護作用，可是氦的保護效果，在小白鼠肝缺血／再灌血傷害的模式中不能重現。

（二）已經發表64種疾病模式和人體疾病的氫治療效益

自從2007年Ohsawa等人發現氫分子對老鼠腦栓塞的治療效果後，氫分子的研究引起突破性的進展。Ohsawa等人把老鼠放入含有2~4%氫氣槽內，結果老鼠比對照組表現更明顯的縮小栓塞面積，他們認為氫氣之有益效果之因在於**氫表現特異性的掃除·OH自由基**。此外他們也證明氫分子也會掃除過氧化物亞硝酸鹽（peroxynitrite）（$ONOO^-$）的能力，但掃除的能力較弱。自從Ohsawa的研究論文發表後，有幾篇綜説（review）的論文（2010, 2011, 2012, 2013）介紹氫對各種疾病之影響。

氫對動物疾病模式和人體疾病都證明有效的研究論文總數目達到64件〔表2〕所發表有關氫的論文每年都在增加（圖三）。

表2　氫對64種疾病模式和人體疾病的有益效應

疾病	品種	施予方式
1.大腦		
(1) 大腦栓塞	齒類動物、人體	氣體、食鹽水
(2) 大腦產生超氧自由基	齒類動物	水
(3) 抑制誘導的老人癡呆症	齒類動物	水
(4) 阿滋海默氏症	齒類動物	食鹽水
(5) 在加速衰老的小白鼠之老人癡呆症	齒類動物	水
(6) 巴金森症	齒類動物	水
(7) 出血性栓塞	齒類動物	氣體
(8) 腦創傷	齒類動物	氣體
(9) 一氧化碳中毒	齒類動物	食鹽水
(10) 瞬間全體大腦缺血	齒類動物	氣體
(11) 深度體溫過低循環阻塞誘導腦傷害	齒類動物	食鹽水
(12) 手術誘導腦傷害	齒類動物	氣體
2.脊椎		
(13) 脊椎損傷	齒類動物	食鹽水
(14) 脊椎缺血／再灌血	兔子	氣體
3.眼睛		
(15) 青光眼	齒類動物	灌輸法
(16) 角膜鹼燒傷	齒類動物	灌輸法
4.耳		
(17) 失聰	組織齒類動物	培養劑、水

疾病	品種	施予方式
5.肺		
(18) 氧氣誘導肺傷害	齒類動物	食鹽水
(19) 肺移植	齒類動物	氣體
(20) 巴拉瓜誘導肺傷害	齒類動物	食鹽水
(21) 放射線誘導肺傷害	齒類動物	水
(22) 燒傷誘導肺傷害	齒類動物	食鹽水
(23) 小腸缺血／再灌血誘導肺傷害	齒類動物	食鹽水
6.心臟		
(24) 急性心肌梗塞	齒類動物	氣體、食鹽水
(25) 心臟移植	齒類動物	氣體
(26) 睡眠呼吸暫停誘導心臟缺氧	齒類動物	氣體
7.肝臟		
(27) 住血吸蟲有關之慢性肝發炎	齒類動物	氣體
(28) 肝缺血／再灌血	齒類動物	氣體
(29) 肝炎	齒類動物	小腸氣體
(30) 阻塞性黃膽	齒類動物	食鹽水
(31) 四氯化碳誘導肝病	齒類動物	食鹽水
(32) 放射線誘導對肝腫瘤不良效應	人體	水
8.腎臟		
(33) Cisplatin誘導腎臟病	齒類動物	氣體、水
(34) 血液透析	人體	透析液
(35) 腎臟移植	齒類動物	水
(36) 腎臟缺血／再灌血	齒類動物	食鹽水
(37) 三聚氰胺誘導尿結石	齒類動物	水
(38) 慢性腎臟病	齒類動物	水

疾病	品種	施予方式
9.胰臟		
(39) 急性胰臟炎	齒類動物	食鹽水
10.小腸		
(40) 小腸移植	齒類動物	氣體、培養劑、食鹽水
(41) 潰瘍性腸炎	齒類動物	食鹽水
(42) 小腸缺血／再灌血	齒類動物	食鹽水
11.血管		
(43) 動脈硬化	齒類動物	水
12.肌肉		
(44) 發炎和粒線體肌炎	人體	水
13.軟骨		
(45) NO誘導軟骨中毒	細胞	培養劑
14.代謝		
(46) 第1型糖尿病	齒類動物	水
(47) 第2型糖尿病	齒類動物	水
(48) 代謝症候群	人體、齒類動物	水
(49) 糖尿病／肥胖	齒類動物	水
15.出生前後紊亂		
(50) 新生兒大腦缺氧	齒類動物、豬	氣體、食鹽水
(51) 初期子癲	齒類動物	食鹽水
16.發炎／過敏		
(52) 第一型過敏	齒類動物	水
(53) 敗血症	齒類動物	氣體
(54) Zymosan誘導發炎	齒類動物	氣體
(55) LPS/IFN γ 誘導NO產生	細胞	氣體
17.癌症		
(56) 舌癌細胞的生長	細胞	培養基
(57) 肺癌細胞	細胞	培養基

疾病	品種	施予方式
(58) 放射線誘導胸腺淋巴瘤	齒類動物	食鹽水
18.其他		
(59) UVB誘導皮膚傷害	齒類動物	沐浴
(60) 減壓疾病	齒類動物	食鹽水
(61) 多功能的間質細胞的生存率	細胞	氣體
(62) 放射線誘導的細胞傷害	細胞	培養基
(63) 氧化型LDL誘導細胞毒性	細胞	培養基
(64) 高葡萄糖誘導氧化壓力	細胞	培養基

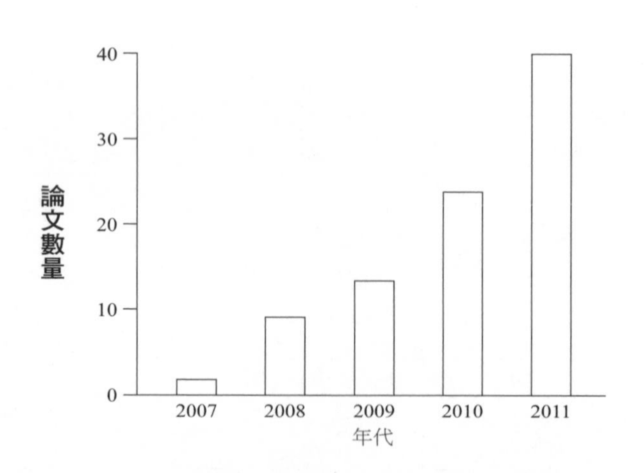

圖三　自從2007年以後氫分子效益的研究論文在增加。

在〔表2〕的64篇文獻中有23篇是喝富含氫的水；27篇是腹腔注射或用點滴注入富含氫的水；10篇是使用富含氫的細胞或組織的培養劑。

在64篇文獻中：有使用齒類動物實驗模式；有對兔子的實驗；另外對培養的細胞或培養的組織的影響。

氫分子之有益治療效應可以從下列組織和疾病狀態中表現出來：1.大腦　2.脊椎　3.眼　4.耳　5.肺　6.心臟　7.肝臟　8.腎臟　9.胰臟　10.小腸　11.血管　12.肌肉　13.軟骨　14.代謝　15.出生前後的紊亂　16.發炎／過敏　17.癌症　18.其他

其中最明顯有效的疾病就是缺血再灌血引起的疾病以及發炎性疾病。有興趣的是注意到癌症。(1)注意到氫分子可以抑制人類舌癌細胞株（HSC-4）和人類纖維肉瘤細胞株（HT-1080）的生長；但氫不會妨害正常人類舌表皮的細胞株（DOK）之生長。(2)注意到氫分子會抑制血管內皮細胞生長因子（VEGF）之表現。VEGF是腫瘤血管新生時之主要調節劑。(3)注意到氫分子保護小白鼠（BALB/mice）避免受放射線誘導胸腺淋巴瘤。

氫可以掃除活性氧，應該是可以減少體細胞的突變（somatic mutation）。在氫抗癌的3篇研究論文中有2篇是使用癌細胞模式進行實驗。氫可以抑制體細胞之突變，而抑制癌細胞的發展，但氫之抑制癌之生長和侵犯的效益則需要更進一步的詳細研究。

（三）氫分子對齒類動物模式的抑制神經退化性疾病的效益

巴金森氏症（Parkinson's disease）是因為中腦的黑質（substartia nigra）的多巴神經元（dopaminergic neurons）的死亡而造成，它是第二位常見的神經退化性疾病，第一位常見的神經退化性疾病，則是阿滋海默氏症（Alzheimer's disease）。

造成巴金森症有兩種機制：（1）氧化壓力過多，（2）不正常的泛素蛋白酶體系統（ubiquitin-proteasome system）。神經傳質（neurotransmitter）即多巴胺（dopamine）本身就是一種促氧化劑（pro-oxidant）。多巴細胞（dopaminergic cells），固定要暴露在高濃度的氧自由基下；另外，不正常的泛素及蛋白酶體系統也會使不溶解性的α-synuclein疊積在細胞體內，它就引導神經細胞的死亡。

Ohno等人利用從腦之右邊紋狀體注入一種神經毒素6-OHDA（6-hydroxy dopamine）而製造一種半巴金森症（hemi-Parkinson's disease）的老鼠模式。**在手術前一星期先讓老鼠任意的飲用含氫豐富的水，結果全部老鼠停止半巴金森症的發展。**

注射毒素的多巴神經元之數目比對照組減少40.2%；而飲用氫水可以增加到對照組之83.0%。他們也在手術後3天，給予含氫豐富的水，這樣也會抑制半巴金森症，但不比前處理的效果好，注射毒素的多巴神經元的數目比對照組剩76.3%。

用氫前處理的老鼠，在注射毒素48小時後的黑質體內的tyrosine hydroxylase的活性，與對照組的老鼠都減少，表示氫不是在直接解除

6-OHDA的毒性，但氫會延長對多巴細胞的保護效應。

Fujita等人也證明氫的相同效應。他們把氫水給予用MPTP（1-methyl-4-phenyl-1, 2, 3, 6-tetrahydropyridie）誘導小白鼠的巴金森症後也獲得明顯的效應。MPTP是一種神經毒素，它會阻斷粒線體電子傳遞鏈中的複合體I（complex I）的活性而造成小白鼠和人類之巴金森症。**有趣的是對MPTP引起巴金森症所使用的氫濃度只有0.08 ppm（5%飽和度）而已。**這是對齒類動物和人體實驗中，使用第2低的氫濃度，**在文獻上所發表　最低的氫濃度是0.048 ppm，這是應用在接受血液透析病人治療時，所使用的含氫的透析液。**

阿滋海默氏症（Alzheimer's disease）是一種很通常的神經退化性疾病，其特徵是β-amyloid（Aβ）和tau protin的不正常的疊積，它們各別會造成老人斑（senike plaques）和神經糾結（neurofibrillary tangles）。

氫分子對阿滋海默氏症的效益，使用3種齒類動物模式的阿滋海默氏症的效用而建立起來：

（1）Nagata等人利用1天內限制小白鼠10小時的運動而製造一種小白鼠模式的癡呆症，然後分析它們的認知功能。他們讓小白鼠任意喝富含氫的水後，可以有效的改善認知傷害。他們已證明氫水使齒回（dentate gyrus）內有神經元之增生。

（2）Li等人把Aβ1-42胜肽注射入老鼠腦內，而製造一種齒類動物阿滋海默氏症模式，然後分析認知功能，利用電生理法測量長期電位（LTP）。他們發現腹腔注射富含氫的食鹽水，14天後氫水有效的改善認知功能和維持一定的LTP，**他們也證明氫可以保護作用的機制是氫抑制IL-1β、JNK、和NF-κB的不正常的活性。**

（3）Gu等人利用可以加速老化的老鼠品種SAMP8做研究。這種品種的老鼠會表現早期老化症狀包括學習能力的受傷害和認知能力之受傷害。老鼠任意喝富含氫的水，經過18星期後氫水有效的改善海馬（hippocampus）的神經退化。

腦血管疾病是最常見的一種神經疾病。氫具有明顯的治療腦血管疾病的效果。如同在第2節所述，自從Ohsawa的研究成果發表後氫的研究論文暴增。**Ohsawa報告使用2~4%的氫，就有明顯的改善老鼠模式的右大腦的血管栓塞。**

除巴金森症和阿滋海默氏症外，還有其他8種腦疾病在表1內歸類為腦和出生前疾病（brain and perinatal disease）內，氫分子對這些疾病也有改善的效益。

大腦消耗大量氧氣，傾向暴露於大量氧自由基下，尤其在病理條件下，更容易暴露於大量自由基。氫分子對腦疾病具有顯著的有益的治療或改善效果。

（四）氫分子對六種人類疾病的效益

在用藥程式研究中，氫的效益研究大部分在對齒類動物的研究，**但也對六種人類疾病研究**。這六種疾病包括：

（1）第2型糖尿病

（2）代謝症候群

（3）血液透析

（4）發炎和粒線體肌肉病

（5）腦幹栓塞

（6）放射線誘導對肝腫瘤之不良效應

（1）糖尿病

Kajiyama等人報告一項隨機，雙盲，空白，控制，交叉研究，研究的對象是30位第2型糖尿病人和6位葡萄糖不耐受性病人。這些病人每日喝900 ml氫水，經過8星期後測量13種生物指標以及評估脂質和葡萄糖之代謝。

喝氫水後所有生物指標都有改善，尤其在統計學上有顯著意義的改善的是：

（a）負電荷修飾過的低密度脂蛋白膽固醇（LDL-cholesterol）

（b）低密度的LDL

（c）尿液的8-isoprostanes

6 位葡萄糖不耐受病病人中4位喝氫水後改善葡萄糖不耐受症，使之正常化。他們研究對象的數目雖然不多和只有短時間的觀察，但他們實驗的結果可以提示氫分子對人類之糖尿病比對齒類動物模式的糖尿病更有明顯的效果。

（2）代謝症候群

Nakao等人進行一項開放式試驗針對20位具有強力代謝症候群病

人做研究。他們使用鎂棒放入水中產生氫水，可以產生0.55~0.65 mM的氫水（約70~80%飽和度）。病人每日喝1.5~2.0公升氫水，經過8星期後，病人增加39%之尿SOD活性，它是一種催化O_2^-成H_2O_2的酵素；減少43%尿TBARS，它是一種脂質過氧化作用後的產物；增加8%之HDL膽固醇，減少13%之總膽固醇／高密度膽固醇比；AST和ALT維持不變，但r-GT增加24%，在正常值內。

他們的研究雖然不是一種雙盲和安慰控制的研究，但是生物指標的改善比其他使用氫水的人體實驗更多。此項實驗使用喝大量的氫水，所以氫水的量，可能是一種重要決定因子，另外，喝多量氫水，可能會使病人減少攝取過多的食物量。

（3）洗腎病人

Nakayama等人進行開放安慰控制交叉實驗。8位洗腎病人做12次（sessions）的實驗，對21位洗腎病人做78次（sessions）的實驗，**兩項實驗都用含氫豐富的透析液治療洗腎，結果都會降低血壓，在短期實驗內會減少血漿methyl guanidine量，在長期實驗則會減少單核細胞之chemoattractant protein-1和myeloperoxidase活性。**

（4）肌肉疾病病人

Ohno等人進行一項開放式試驗給14位肌肉疾病病人每日喝1.0公升的氫水經過12星期，14位肌肉疾病病人包括：

（a）肌肉營養不良（muscular dystrophires）

（b）多數肌炎/皮肌炎（polymyositis/dematomyositis）

（c）粒線體肌病（mitochondrial myopathies）

Ohno等人也進行一項逢機，雙盲，安慰劑控制交叉試驗，對象是22位患有皮肌肉和粒線體肌病病人做研究，**病人每日喝0.5公升氫水經過8星期，在開放試驗中，可以看出有顯著改善的生物指標**有：

（a）乳酸對丙酮酸之比值

（b）飯前血糖量

（c）血清基質金屬蛋白酶-3（MMP-3）

（d）三酸甘油脂

對妨害粒線體電子傳遞系統的生物指標，即乳酸和丙酮酸之比值，在粒線體肌病病人降低28%；對發炎活性指標MMP-3在皮肌肉病人下降27%。

在雙盲試驗中只在粒線體肌病病人看出血清乳酸還有統計學上的改進；乳酸對丙酮酸比值下降。皮肌炎病人之MMP-3也下降。

（5）惡性肝腫瘤病人

Kang等人進行一項逢機安慰劑實驗研究49位接受放射線治療的惡性肝腫瘤病人。病人每日喝1.5~2.0公升氫水（0.55~0.65 mM濃度），經過6星期。實驗**結果是氫可以抑制總氫過氧化物（total hydroperoxide）的上升，可以維持血清抗氧化能力，促進病人生活品質。**尤其氫有效的防制食慾之減少。病人雖然是逢機使用氫水而且實驗中也有使用安慰劑，但此項研究不完全是盲目研究。

（6）急性腦幹栓塞病人

Ohno等人利用氫配合一種臨床認可的放射線掃除劑Edaravone靜脈注射入8位具有急性腦幹栓塞病人，並與只接受Edaravone的26位病人做比較，**實驗結果是用Edaravone和氫合併的MRI指標都有改善。**

以上所介紹的6種人類疾病病人的用氫水的實驗，**氫水都沒有不良效應。這6種人類疾病中最明顯效應的是代謝症候群病人，他們每日喝1.5~2.0公升的氫水。喝氫水的量是一種決定的臨床成果的重要參考。**在32種人類疾病研究中，都分別測到脂質和葡萄糖的代謝，結果是氫都表現有益效應。

（五）氫效應的分子基礎

氫對各種疾病效應的分子機制有4種：

（1）特異性掃除氫氧自由基（·OH）

（2）掃除過氧化物亞硝酸鹽（peroxynitrite）

（3）改變基因的表現

（4）調節信息活性

此4種分子機制不會相互排斥，有些機制有相互關連。

第一個被鑑定出來的氫分子機制就是特異性的掃除氫氧自由基（·OH），但氫對所有檢查之病人和齒類動物都會降低各種氧化指標，如8-OHdG，4-HNE，MDA和TBARS。

氫很容易由吐氣而散出，飲水中的氫在人體或齒類動物內停留只有10分鐘，氫可以與肝糖（glycogen）結合，攝取食物後的老鼠所攝

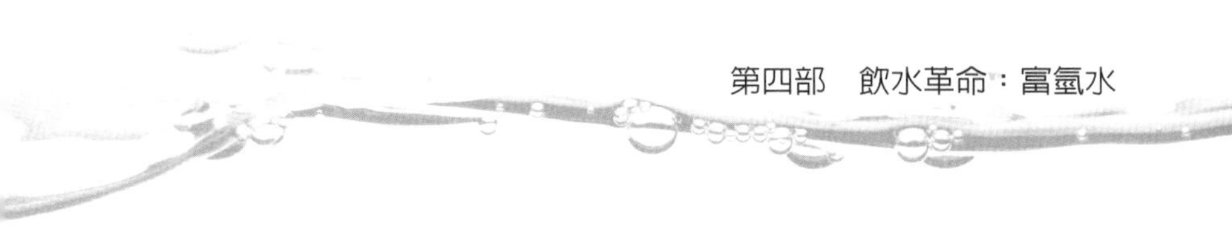

取的氫，可以在肝臟內停留更長時間。

有一問題存在著，是否小白鼠和人體攝取足夠量的氫後，就可以有效的掃除在正常狀態和在疾病狀態下繼續在產生的氫氧自由基（·OH）？

另外氫的分子機制是掃除peroxxynitrite（ONOO-）的能力，雖然比掃除·OH的能力差，但在試管內就具有這樣的能力。氫在齒類動物體有效的減少由NO誘導產生的nitrotyrosine。NO是一種氣體分子也具有治療效益，可以弛鬆血管和抑制血小板之凝集。可是NO在高濃度時也具有毒性，因為NO引導產生ONOO-而調節產生nitrotyrosine。Nitrotyrosine妨害蛋白質之功能。氫的部分功用是減少產生nitrotyrosine。

從老鼠肝剖圖中，**證明氫的效益在於對正常老鼠之各種基因之表現。從基因分析上，看出與氧化還原作用有關的基因受氫之調控。**而在許多疾病動物模式中，氫調降促發炎性細胞素（pro-inflammatory cytokines）的活性，包括：

（a）腫瘤壞死因子TNF-α

（b）介白素IL-1β，IL-6，IL-12

（c）干擾素INF-γ

（d）HMGB1（high mobility group box 1）

氫也可以調降細胞核因子（nuclear factors）包括：

（a）NF-κB

（b）JNK

（c）PCNA（proliferation cell nuclear antigen）

氫也會調降酵素caspases，目前尚在研究氫有影響的因子包括：

（a）VEGF（vascular endothelial growth factor）

（b）MMP-2，MMP-9

（c）brain natriuretic peptide

（d）ICAM-1（intercellular-adhesion-molecule-1）

（e）myeloperoxidase

（f）Bcl-2（β-cell lymphoma 2）

（g）Bax（Bcl-2 associated protein）

（h）MMP-3

（i）MMP-13

（j）COX-2（cyclooxygenase-2）

（k）nNOS（neuronal nitric oxide synthase）

（l）connexin 30 and 43

（m）Iba-1（ionized calcium binding adaptor molecule-1）

（n）FGF-21（fibroblast growth factor 21）

大部分上述的分子僅是一種過客（passenger），它們受氫的影響後做輔助性的改變而已。真正受氫作用的直接標靶分子至今尚未被鑑定出來。

Ohno等人曾利用老鼠（RBL-2H3）的肥大細胞（mast cells）研究證明氫可以減緩Fcε RI有關之Lyn分子和其下游信息分子之磷酸化作用，而Lyn之磷酸化作用再受下游信息分子之調節，造成一種信息傳導途徑之圓圈。Ohno等人證明氫可以減少「立即性型」的過敏反應。這不是氫掃除自由基的原因，而是**氫會直接調節信息途徑**。此外，Ohno等人利用老鼠之巨噬細胞做實驗，發現氫可以減少LPS/IFN-γ所誘導之產生NO；氫可以抑制ASK-1的磷酸化作用和抑制下游之信息分子，例如p38 MAP Kinase，JNK和，IκBα，但不會影響NADPH oxidase之產生ROS。

由這些研究可以提出一個觀念，即氫是一種氣體信息調節劑，期望未來有更多的動物和細胞實驗可以肯定氫具有一種可以當做信息調節劑的有益效應。

（六）氫效益之謎

有兩種氫效益之謎留待解決：

（1）氫的效益不具劑量反應效應（dose-response effect）：

曾經利用氫氣、含氫豐富的水、含氫豐富的食鹽水、點滴液和透析液給予動物和人體〔表2〕。

假如體重60公斤的人，每日喝1000 ml的飽和氫水（1.6 ppm相當於0.8 mM），身體每日消耗0.8 mmole的氫，則可以推測氫的濃度有0.8 mmoles/（60kg x 60%）= 0.022 mM（2.8%飽和度 = 0.022 mM/0.8 mM）

氫在身體內大部分在10分鐘內由吐氣消散，個人暴露於2.8%氫環境下只有10分鐘。當人置於2%氫環境下24小時時，身體內氫水可以推測變成2%飽和（0.016 mM），我們推測即使我們喝氫水後氫的濃度相同的維持在10分鐘，那麼氫水曲線下之面積和2%氫氣曲線下之面積各別是0.022 mM x 1/6 hrs和0.016 mM x 24 hrs，那麼由2%氫氣所給的氫的量，比由飲用氫水的氫的量，高到104倍以上。但動物和人體常常不會喝到100%飽和的氫水。假如氫濃度是72%飽和度，那麼喝氫水的濃度高峰就相等於2%之氫氣（0.022 mM x 72% = 0.016 mM）。

可是喝氫水與氫氣一樣有效，甚至比氫氣更有效。而且口服氫水容易分配到胃、小腸、肝臟、心臟和肺臟，但大部分以吐氣消散。因此推測在動脈內氫的濃度很低，可是在大腦，脊椎，腎臟，胰臟，肌肉和軟骨可以看出氫的效果，這些器官的氫都是由動脈運送的。

（2）第2個氫效益之謎，就是在齒類動物或人體之小腸細菌會產生氫氣，但哺乳類動物細胞不會內生性的產生氫氣。人體小腸細菌可以產生12公升的最大量的氫氣。具有特異性無病原菌（SPF）的動物，它會攜帶小腸細菌產生氫氣，由水或氣體所攝取的氫量遠低於小腸細菌所產生的氫氣，**可是從體外所給的氫氣卻表現明顯的治療效果**。在一項由concanavalin A誘導肝炎的小白鼠模式中，Kajiya等人利用抗生素殺死小腸細菌，小腸氫減少，加惡肝炎，利用無氫化酶（hydrogenase）的大腸菌株（E. coli. strain）無恢復效果，但利用具有氫化酶的大腸菌株則可以改善肝炎，這是一項利用小腸細菌有益效果的唯一報告。Kajiya等人也證明喝含氫豐富的水比具有氫化酶的細菌更有改善肝炎的能力。小腸細菌產生氫改善肝炎之謎，則留待未來解決。

（七）結論

已有報告氫對64種疾病模式和人體疾病有效益〔表2〕，而在齒類動物和人體，只分析兩種疾病，即大腦栓塞和代謝症候群症。氫應用在人類臨床研究和動物實驗上都沒有不良效益。有些其他人體研究包括巴金森症，目前正在進行中，據知已有很好的效果。我們期待氫對其他人類疾病的治療也會好的效果。在本文中Ohno等人詳細介紹氫效益之分子基礎。

・附加說明

Ohno最近報告證明氫分子對巴金森症的老鼠模式實驗沒有劑量效益（dose-response effect）。

〔參考文獻〕Kinji Ohno et al. Molecular hydrogen as an emergy therapeutic medical gas for neuro-degenerative and other disease. Oxidative Medicine and Cellular Longevity Vol. 2012, Article I.D. 353152, 11 pages, doi: 10, 1155/2012/353152

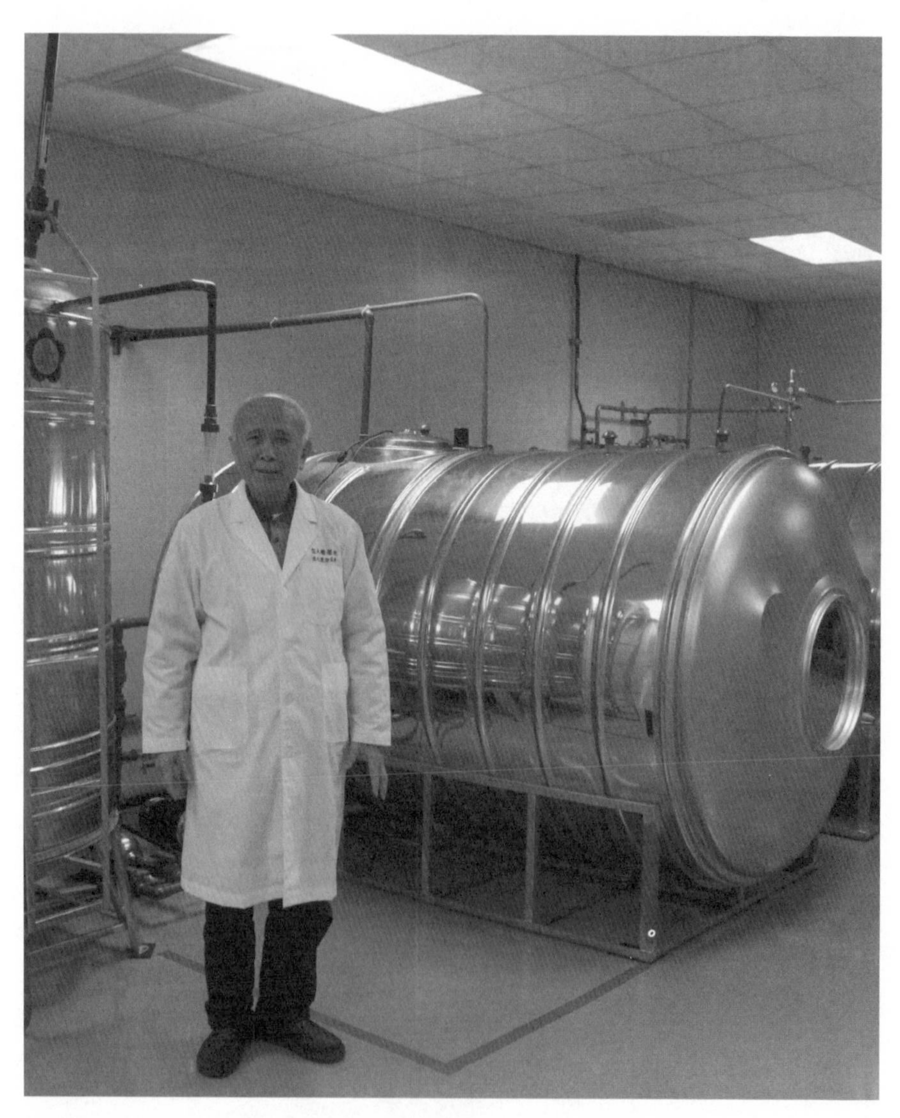

呂鋒洲教授（新德美生物科技公司提供）

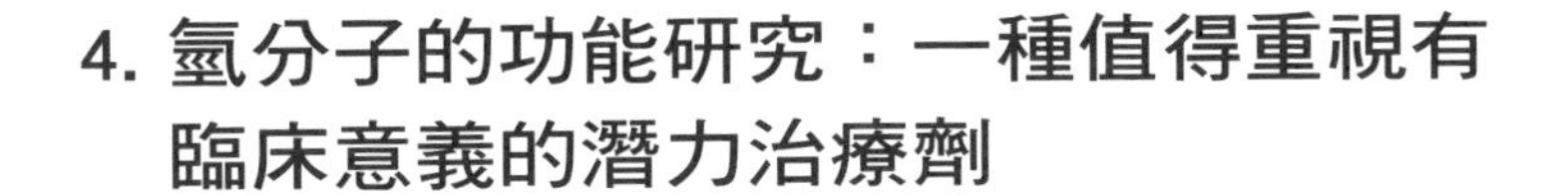

4. 氫分子的功能研究：一種值得重視有臨床意義的潛力治療劑

1. 概述

1-1 歷史背景

氫是極端有用的元素，使用在各種學門領域上。自從氫首次被發現以後，就配合其他元素在不同物理狀態下做有效的效用。氫的功用，從它在化學領域中做粗糙的神祕易燃氣體開始，發展到當做氣船的添充氣的太空應用和在醫學上潛力治療應用的繼續發展。

從氫的發現檔案資料中知知道，1520年Philippus Aureolus Paracelsus在利用酸燃燒某些金屬後，收集生成物時，偶然的發現氫。此後其他人重覆他的實驗步驟後再繼續研究。可是氫一直沒有學術上的名稱或一般名稱，要到1783年才由近代化學之父Lavoisier才用法語把此氣體命名為「hydrogene」。

氫的首次應用是它的太空性質。1783年法人Jacques Charles首次創造一條氫氣船，此後隨時都有許多型式的添滿氫氣的氣船出現，有的發展成功有的失敗，其中一項最有名的災難就是裝滿法國客人的太空船叫Hindenburg的爆炸事件。

1-2 氫的特性

氫是最輕又最多的化學元素。常在水中和有機化合物中發現氫。在地球上有少量存在的游離的氫。根據危害物質資料庫的記載氫是無嗅味，無嘗味，無色的氣體。

由於氫的獨特性質而具有許多益處，**其中一項益處是氫有能力擴散穿過細胞膜進入細胞質，氫也可以進入粒線體和細胞核，此種性質是極端有益處，因為許多抗化氧劑缺乏此種能力擴散進入標靶器官，不像氫那樣有效。**

氫分子在醫療過程也有益處，因為氫可以運送經過血、腦屏障（B.B.B.）氫很少有副作用。

在許多觀察到的氫應用中，1888年的外科年鑑的記載一項氫和醫學的關連，那時候常常動用不需要的剖腹手術，但是很困難的手術可決定內臟的傷害到小腸和胃。所以有報告可以使用氫氣隔離胃和小腸道，精確的決定內臟傷害的位置，可以避免難以辨認的手術。

1-3 近代使用法

今日氫在醫學和科學研究上是很有用的工具。氫的一項醫學應用是「呼氫氣試驗」（breath hydrogen test）。此試驗在測量小腸細菌所產生的氫氣。小腸細菌常常把未被吸收的碳水化合物發酵產生氫氣。分析「呼氫氣試驗」可以當做一種生物指標用以計算氫在口與盲腸間的運送情形，運送時間，和細菌的生長程度。

2007年Ohsawa等人在自然醫學雜誌（Nature Medicine）上發表

一篇「氫可以當做一種治療用的抗氧化劑，可以選擇性的減少具有細胞毒性的氧自由基」的論文。他們報告氫可以與具有細胞毒性的氫氧自由基（hydroxyl radical）作用後保護細胞避免氧化傷害。他們的結論是根據實驗觀察，他們是利用老鼠的局部性缺血（focal ischemia）和再灌血（reperfusion）的動物模式。缺血再灌血後可以觀察到吸入的氫氣的濃度在動脈血液中增加，而且組織也可以吸收氫。他們的研究後認為氫與氫氧自由基作用後可以防制氧化傷害。他們這樣的發現很重要，**因為氫氧自由基是最危險的氧自由基。目前，沒有天然存在的機制，可以防制它的毒效應。**Ohsawa等人的研究開啟許多有關氫當做一種選擇性的活性氧之掃除劑，並具有抗氧化治療劑的潛力的研究。

2.氫分子的作用機制

2-1 抗氧化作用（anti-oxidant）

氫作用的詳細機制，在科學領域至今仍是謎。Kayar等人的一項發現是有用的，他們證明哺乳類動物的組織，在高氧條件下不能氧化氫，因此對深水的潛水者而言，氫變成一種呼氣中的不被代謝的一部分，可是對氫而言，尚有許多神祕之處。

氫之當做抗氧化掃除劑，尤其掃除氫氧自由基的作用機制，已被建立。而且被許多科學家所確認，可是此種掃除氫氧自由基的機制至今尚未被發現。

1975年Dole等人首先提出氫具有抗氧化能力，對抗烷基自由基（alkyl radicals）和氫氧自由基（hydroxyl radicals）。Dole等人的首先觀察到氫具有抗癌性質，因為高氫治療（hyperbaric hydrogen therapy）可以使鱗狀細胞癌退化。氫治療法也可以藉由放熱反應（exothermic reaction）掃除氫氧自由基，當在放熱反應時，氫與氫氧自由基結合形成水和氫，從水產生氫的反應，然後可以與超氧自由基（superoxide radical）結合又造成另一種反應而阻止產生更多的過氧化物（peroxides）和氫氧自由基（hydroxyl radicals）。

更最近的研究也證明在試管內氫也可以減少活性氧（ROS），有能力掃除對人類最危害的氧化劑「氧氫自由基」。當細胞過程（cellular processes）中會疊積自由基或ROS引導氧化壓力。氧化壓力可以對組織造成嚴重傷害產生各種疾病。氫也對腦缺血，新生兒腦缺氧（血），肝傷害，肺傷害，和心肌傷害時的器官有作用。上述病理條件**是由氧化壓力之增加所造成**。

此外，**氫有能力增加抗氧化劑酵素的活性**，可以幫助抑制氧化壓力的危害效應。

2-2 抗發炎作用（anti-inflammation）

氫具抗發炎性質，Gharib等人在寄生蟲住血吸蟲（Schistosoma mansoni）對小白鼠誘導慢性發炎模式中觀察到氫具有抗發炎性質，有人建議高氫治療法可以改善肝血液動力學，減少門靜脈高血壓，以及減少發炎性細胞素而減少肝纖維病變。

2-3 保護細胞作用（cyto protection）

雖然有強力的暗示氫可以減少氧化壓力，可是有人提出氫影響到信息機制（signaling mechanisms）也是誘導保護細胞的因子。

2011年Itoh等人證明氫可以影響信息轉導（signal transduction）當做一種信息調節劑（signal modulator）。

氫可以抑制LPS/IFNγ在巨噬細胞誘導產生NO，結果使第1型過敏（Type I allergies）減少發炎。氫所結合而調控的真正分子不知道。

已經確定氫可以調節信息傳導，當做一種信息調節劑，以後需要更進一步知道確定氫如何及為何，和在何種條件下，氫可以當做一種信息調節劑。另一種提出氫具有保護細胞作用的能力的說法是**氫可以增加其他抗氧化劑酵素的活性**，例如SOD（superoxide dismutase）和catalase。另外提出氫可以引起一系列作用而造成細胞凋亡。Shi等人也提出氫分子可以與金屬蛋白（metalloproteins）結合而影響到信息傳導，因為金屬離子是氫的結合處。

2-4 信息調節

最近報告氫可以抑制細胞途徑（pathways）結果減少ROS，而且也證明氫分子可以抑制TNF-α/NFκB pathway，Ras-ERK 1/2-MEK 1/2 pathway以及AKt pathway等這些發現以及氫對基因調節的影響。由老鼠的新血管內膜增生模式中可以證明氫可以抑制這些途徑，以後要加重研究氫的抑制這些途徑，因為這些途徑很重要。**它們參與發炎**

反應，基因調節和細胞凋亡，氫調節其中的2條途徑和疾病的取代性很高。

3.氫的投與方式

三種最普通的方法投與氫：

（1）直接吸入氫氣

（2）注射含氫豐富的食鹽水

（3）飲用含氫豐富的水

用下列方法製造氫水

（1）把鎂放入水中

（2）把電解產生的氫溶入水中

（3）在高壓下，把氫分子溶入水中

4.氫治療潛力與前10位死亡疾病

根據美國的CDC（Center for Disease Control）報告前十種死亡原因是：

（1）心血管疾病

（2）惡性腫瘤

（3）慢性低呼吸疾病

（4）腦血管病

（5）意外事故

（6）阿滋海默氏症

（7）糖尿病

（8）感冒和肺炎

（9）腎炎（腎症候群和腎病變）

（10）自殺

5.腎炎和腎症候群（Nephritis and nephritic syrdrome）

Matsushita等人研究富氫水對gentamicin誘導腎中毒的影響，他們發現富氫水可以減少氧化壓力，降低血清肌酸肝（creatinine）（Cr），和血液尿氮（BUN）而改善腎功能不良。用富氫食鹽水治療腎缺血再灌血傷害也有正面效應。

Wang等人觀察到富氫水具有統計學意義上的降低MDA、BUN、creatinine、MPO和促發炎性細胞素（TNF-α, IL-1β, 和IL-6），也增加抗氧化酵素SOD、catalase的活性以及減少細胞凋亡。由這些實驗結果他們指出富氫食鹽水是有效的可以對抗腎缺血和再灌血後引起的傷害。

一項臨床試驗證明氫是有希望的可以治療血液透析病人。在透析液中含有高濃度的可溶性氫氣後，給予21位血液透析病人，一星期3次，經過6個月。當第6個月後，偵測病人之血壓，皮膚溫度，氧化壓力指標，myelpoeroxidase, MCP（myelocyte chemoattractant protein）， hs-CRP（high sensitivity C-reactive protein），和N-terminal pro-brain natriuretic peptide。結果證明用氫治療後病人降低高血壓，有些病人達到正常血壓狀態。他們也降低MPC和MPO，MCP和MPO是各種由單核細胞（monocytes）和白血球（neurtrophils）分泌的化學素（chemokines）和酵素（enzymes）。MCP和MPO的下降有抑制發炎和白血球（尤其是neutrophils）的反應，研究結果結論是**氫可以減少發炎和降低血壓。**

Kitamura等人證明富氫水可以掃除ROS，他們研究的結果是富氫水可以對抗cisplatin所誘導之腎毒性效應，**改善腎功能不良和腎中毒性。富氫水可能具有對抗腎炎（nephritis）和腎症候群（nephritic syndrome）的潛力。**

6.糖尿病（Diabetes mellitus）

皮膚病灶（skin lesions）是由糖尿病發展的一種通常條件。最近證明由高量血液葡萄糖產生的氧化壓力造成大量的ROS可能是糖尿病性的皮膚病灶的病理。

Yu等人研究氫對處理人類皮膚纖維母細胞經暴露在高量葡萄糖和甘露糖（mannose）所誘導氧化壓力下的影響，他們的研究結果證明氫可以使細胞表現抗氧化性質，和抗氧化壓力而改善細胞的存活率。高葡萄糖和甘露糖可以使細胞失掉細胞膜電位（membrane potential）而氫可以減少細胞膜電位之損失，**他們的結論是氫可以在**

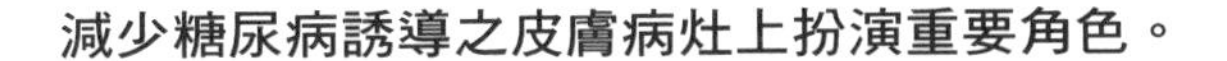

減少糖尿病誘導之皮膚病灶上扮演重要角色。

另一項有關氫和糖尿病參與的研究就是富氫水在試管以及體內的效用。在試管的研究是富氫水之治療由α，β-dicarbonyl compound和glucose所誘導之生成ROS的影響。α，β-dicarbonyl compound和glucose在第二型糖尿病病人很普遍。在體內的研究是富氫水之治療SHR Cg-Leprcp/ND mer Rats，這是一種代謝症候群的動物模式。研究結果證明富氫水對試管和人體的研究都有效。在試管實驗中，氫可以減少ROS，而在體內實驗中氫也可以減少腎之ROS，**由實驗的發現指出富氫水可能是一種促特異性治療（pro-specific treatment）可以治療第2型糖尿病病人之腎功能不良。**

在一項利用streptozotocin誘導老鼠糖尿病的模式中，分析富氫食鹽水的對勃起不良（erectile dysfunction）的影響。勃起不良對男性糖尿病病人很普遍。實驗數據證明在所治療的病人群中，增加內皮NOS和增加nitrite和nitrate量。表示氫經過內皮NOS作用，恢復NO對血管擴張和勃起功能。

用富氫食鹽水治療也發現氫可以恢復抗凋亡因子（anti-apoptotic factor）即BCl-2之表現，及減少bax蛋白之表現。所有**結果都表示富氫食鹽水可能是一種有效治療人類勃起的功能。**

另一項有關氫和糖尿病的研究是觀察富氫食鹽水對糖尿病老鼠模式以及胰島素阻抗的動物模式的研究，研究結果可以提示富氫食鹽水可能具有抗血脂效應（anti-lipidemic effect）。**富氫食鹽水之可以治療糖尿病老鼠模式和胰島素阻抗老鼠模式可能是它具有抗血脂的效**

應，因為總膽固醇，三酸甘油脂，和低密度脂蛋白有顯著下降。

根據已知知識知道氫有能力可以減少氧化壓力，有些臨床試驗也證明過，但因為實驗數目較少需要再研究加以解釋，對所發現的數據才可以完全肯定治療效益。

Kajiyama等人（2008）報告一項臨床試驗，氫對於第2型糖尿病病人和葡萄糖不耐性病人的治療效益。他們利用隨機，雙盲，安慰劑，控制交叉研究方法針對30位糖尿病病人和6位葡萄糖不耐性病人做研究，每位病人喝900 ml富氫水和另外900 ml純水的對照組，連續喝8星期後有12星期的洗出時間，**實驗結果顯示富氫水能增加細胞外SOD，和血清adiponectin量，表示有改善胰島素之阻抗。**研究結果也顯出富氫水對4/6病人可以減少血清內受修飾過之LDL（modified LDL）量以及正常化葡萄糖之不耐受性，提示**富氫水增加脂質和葡萄糖之代謝。他們的結論是富氫水有利於防制或防礙第2型糖尿病和胰島素之阻抗，因為氫有能力而有效的減少氧化壓力。**

不管有這些令人興奮的研究結果和結論，Kajiyama等人認為還是需要更多的臨床研究，因為研究數量太少，對於數據的解釋需要非常小心。但是他們的研究結果指示氫可能可以是一種新治療法治療糖尿病以及其他併發症。

7.阿滋海默氏症（Alzheimer's disease）

最近證明阿滋海默氏症與氧化壓力有連接關係，而且也有一些用氫治阿滋海默氏症的研究（2012）。

Li等人研究要了解是否富氫食鹽水會有效對抗由amyloid β造成發炎以及對學習及記憶能力的影響。他們從腦室注射amylodi peptide，Aβ1-42後發現增加MDA，IL 1-r，和TNF-α，但當富氫食鹽水治療後這些參考數都減少。他們的研究主要發現是**富氫食鹽水可以改善長期性的潛在力，學習力和記憶力，其原因大部分是減少發炎和氧化壓力，此種假說因富氫食鹽水可以改善發炎反應，抑制脂質過氧化產物而加以證實。**

在Aβ1-42處理的阿滋海默氏症之老鼠模式中，也證實富氫食鹽水也可以抑制JNK和NF-κB的活化。JNK和NF-κB的減弱是一項重要發現，因為amyloid之誘導神經細胞之凋亡是經過這些途徑引起氧化壓力而產生。

8.腦血管病（cerebrovascular diseases）

氫在腦血管病的治療方面，展現許多可望性，因為有許多正面的數據表現氫分子在此研究領域的效果。曾經使用許多動物模式和各種氫溶液分析氫分子的治療腦血管病的效果。

Cai等人的研究發現氫氣表現抗細胞凋亡性質和可以減少細胞死亡和限制caspase-3及caspase-12的活性，因此**氫對新生兒缺氧的缺血老鼠模式中增加細胞生存率。**

Cai等人提出氫可以掃除自由基，抑制caspase-3而抑制細胞凋亡。Cai等人也研究富氫食鹽水的短期和長期的對新生的缺氧缺血老鼠模式的效果。在短期試驗結果表現富氫食鹽水可以減少栓塞比例、細胞凋亡、氧化壓力以及阻止cspase-3和微神經膠之活性，在腦受傷害之後造成全長期神經學上的改善。由這些的發現引導的結論是氫的**治療法可能是可以處理缺氧缺血和其他新生兒之腦疾病之試劑。**

氫除具有抗氧化性質外，富氫食鹽水也證明對瞬間缺血再灌血之老鼠具有抗發炎的性質，可以減少TNF-α，NF-κB，和IL-6之表達。同樣的可以減少氧化壓力和發炎，調強Bcl-2，調降Bax和caspase-3。

Liu等人在局部缺血（focal ischemia）和再灌血的老鼠模式中觀察到同樣現象。富氫水對腦血管傷害也表現一些效益。

Sato等人證明氫分子進入細胞核影響基因轉錄，在粒線體內作用而抑制ROS之產生。

Fu等人發現富氫水也可以扮演治療角色阻止巴金森氏病之發展，他們證明氫水可以對抗6-hydroxy dopamine誘導黑質之退化，減少氧化壓力。

Ito等人也獲得類似的結果，他們發現氫氣間歇性的暴露似乎是有效的防制6-hydroxy-dopamine之誘導巴金森氏病的老鼠，雖然其效果不如富氫水。

Fujta等人在其他巴金森氏病老鼠模式中也發現相似結果。

Yoritaka等人做一項對人類巴金森氏病的隨機雙盲安慰劑和控制的試驗的研究，證明富氫水可以減少氧化壓力和改善巴金森氏病的特徵。雖然他們的結果有展望性，可是他們認為需要較長和較大規模的試驗，才可以完全確定氫對巴金森氏的治療效果。他們是首度用人體做實驗。

Domoki等人也是證明在室溫補充氫氣做對小豬群模式的治療出生前後窒息的效果，用室溫下通氣對補充氫的治療可以保留腦血管活性，保護神經元，可以對窒息後提供早期神經保護作用，但他們認為需要進一步研究才可以完全知道氫的保護效益。

Hugyecz等人也證明在室溫補充氫氣對海馬瞬間整體腦缺血引導減少神經傷害和減少COX-2的活性，減少ROS之產生。

實驗也證明氫氣有效的對外傷引起之腦傷害也具有保護神經的性質，Ji等人證明氫氣可以打破腦血屏障之滲透性，對老鼠腦外傷之後減少腦水腫和降低神經失功用和減少ROS產生，和氧化壓力。

Manoenko等人也證明對內出血小白鼠模式吸入氫氣是有益的試劑，氫氣也可以改善神經功用，改善腦血屏障之滲透性以及減少肥大細胞（mast-cell）特異蛋白產生ROS和NOS。

雖然結果的效應對氫分子是正面的，但還是有些限制。例如Matchett等人報告氫氣對適度到嚴重傷害的新生缺氧老鼠之模式是無效的，他們的實驗結果可能指出嚴重缺血傷害對可能會推翻氫治療效果。他們的實驗結果可能指出較長時間的暴露於氫氣或不同濃度的氫氣才可能有更多的效益反應，或是氫只有對輕度腦傷害的疾病才有效。

曾經表示富氫食鹽水只對造成傷害後立即減少ROS。這樣就限制富氫食鹽水的臨床應用，因為大部分是在損害（injury）後6~20小時才發生傷害（damage）。此外也證明氫分子之神經保護作可能會因動物模式而改變，所以需要再進一步做肯定的研究。

但**從研究的證據看，有理由的結論是氫分子是可以治療各型的腦傷害和腦血管疾病。安全的新的治療方法在美國是需要的，因為美國大約有800,000人在進行神經疾病方面的治療。**

9.慢性低呼吸

氫分子已被用在治療急性和慢性呼吸疾病，許多實驗證明氫分子是有潛力的一種治療劑，氫在各種不同媒介表現不同效益。Nato等人報告氫食鹽水對肺傷害有展望的效益，該肺傷害是由小腸缺血再灌血引起。他們觀察到富氫食鹽水可以減少再灌流後的MAD的增加，富氫食鹽水的治療效益也可以從組織學上看出，適度水腫性發炎細胞的浸潤和出血都減少。此外，Fang等人證明富氫食鹽水之效益也可以從重度燒傷的老鼠模式中的肺傷害的減少看出。因為氫可以有能力減少由TNF-α和IL-1促成的發炎級聯（inflammation cascades），它們引起較高的氧化壓力。**Sun等人也發現同樣結果也證明富氫食鹽水對高氧肺傷害有治療效益**。使用富氫食鹽水減少促發炎細胞素和ROS之產生，減少肺傷害和肺細胞凋亡。

Wang等人使用富氫食鹽水治療肺高血壓（pulmonary hypertension），也可以減少促發炎細胞素之產生，證明富氫食鹽水減少ROS產生和增加抗氧化活性。富氫食鹽水可以對治療老鼠肺高血壓有效。

Shi等人報告在急性肺缺血再灌血中，用富氫食鹽水治療後可以直接或間接防制肺細胞之凋亡，影響caspase 3的活性，和影響細胞凋亡途徑。

所有研究結果似乎指出富氫水的媒體尤其富氫食鹽水可能有效的治療低呼吸和肺相關疾病。

Wang等人的研究結論雖然有很展望性的結果，但對於時間過程之分析以及氫分子影響肺高血壓進而影響肺相關疾病之完整機制仍待確定後才可以知道富氫水確實具有預防或治療效益。

10.惡性腫瘤

惡性腫瘤或癌症在美國是第2位死亡病因，**氫分子影響癌狀況早已有檔案，已報告氫具有治療潛力，曾經證明富氫水有效抑制腫瘤之生長，有能力減少氧化產物。**Saitoch等人證明氫分子可以抑制腫瘤之生長。把人類舌癌細胞HSC-4與氫共同培養後可以減少72%之colony number，每個colony內數目減少66%，人類纖維母細胞（fibrosarcoa cells）與富氫水培養也有相同結果，明顯減少colonies數目。

富氫食鹽水對癌症另外觀察是氫分子保護小白鼠受放射線照射後誘導胸腺淋巴瘤，可以減緩產生胸腺淋巴瘤之速度，延長潛伏期（latency period），減少ROS。ROS是誘導癌症之因子。氫雖然可以減少ROS達到治療癌症之正效果，但是需要再研究才可以通過評判。因為常使用ROS幫助治療癌症；但是另方面也有暗示ROS可以誘導和保留癌細胞，因此需要再研究才可以完全知道氫治療癌症之能力。

11.心血管病

氫影響心血管疾病系統也有很清楚的檔案。心臟病在美國也是主要死亡的疾病，急需有好的治療方法。氫在動物模式中治療心臟病雖然有很正面的結果，但尚沒有在臨床試驗或促進改善心臟病的指標，所以還需要再好好研究。

放射線照射誘導心臟損害後可以造成慢性心臟病。心臟受放射線照射引起損害之因可能是由氫氧自由基（·OH）造成。Qian等人認為避免·OH可以避免心臟傷害。他們研究使用富氫水做前處理可以保護心臟受傷害。實驗結果令人滿意，有90%小白鼠沒有用富氫水前處理會死亡，而用富氫水前處理時，在放射線照射後13天有80%存活。

心肌（myocardium）用氫前處理後有保護性質，可以減少MDA和8-OHdG，增加抗氧化壓力的指標。

Zhang等人研究老鼠冠狀動脈閉塞後，富氫食鹽水的對它之抗發炎的性質，結果發現富氫食鹽水降低促發炎細胞素和降低心肌細胞之損害，有保護心臟性質。Sun等人研究證明富氫食鹽水有效的對抗心肌之缺血再灌血傷害，降低栓塞面積，降低MDA濃度和8-OHdG量以及抑制caspase-3活性和抑制心肌凋亡。

Hayashida等人證明氫可以減少老鼠缺血再灌血後的心肌栓塞面積，他們的研究結論是氫氣可能具有臨床應用。**總之，氫分子（氣體，水，食鹽水）都證明對各種型之發炎，放射線照射以及缺血再灌血的治療有效。**

Sun等人的結論是氫分子尤其富氫食鹽水的氫分子提供一種簡單容易使用又安全經濟的新的保護心臟的方法。

12.未來研究

目前有一項正在進行的臨床有效的氫的治療的研究，此項研究是口服或塗抹氫當做治療與運動相關的軟組織傷害。此研究之目的在於對運動員測量和觀察血清IL-6，血漿的黏度，關節可彎曲度（flexibility），關節之腫脹，疼痛強度，和血清C-反應蛋白。此項研究已進第入第2期（phase 2）臨床試驗，是有希望的臨床試驗。

曾經報告有許多抗氧化劑治療法在臨床試驗的令人失望的研究結果，引起抗氧化劑負面結果之因是對抗氧化劑之缺乏知識，因為需要疊積更多知識以了解關於抗氧化劑之過多疊積，作用能力之減少，劑量之用法，以及使用期間和抗氧化劑之安全性都要考慮。

關於氫當做抗氧化劑治療劑需要達到何種程度，即使不確定作用機制都要提出來，而且也要制定服用氫水的劑量和使用期限，和使用的標準濃度。雖然許多實驗各種不同氫濃度或用各種氫媒體（氣體、食鹽水和水）都有好的結果。

Itoh等人最近發表的研究是氫水可能是保護神經對抗巴金森氏病的工具，另外有先驅式的研究證明氫的掃除自由基的性質，可以明顯的改善類風濕性關節炎，可以做治療用。

使用氫是安全性的只要它之濃度低於4.7%，不會有爆炸之慮，氫氣早就安全的使用以防制潛水病。

13.結論

研究氫分子已經有一段漫長時間，自從它的無價值謙虛的研究開始到現在的驚人的發展，而且也繼續的研究下去。**氫治療法可以有效的應用到臨床試驗，最後會達到醫學用途，但是氫的作用機制還是要完全的了解出來。**

氫如何掃除氫氧自由基（·OH）？氫如何參與細胞信息和活化或抑制信息途徑？氫如何與其他分子作用，可以促進細胞保護作用？氫如何可以減少發炎？等等問題都需解決出來。在各種疾病模式中，都要知道使用氫之濃度，效用以及適當的形式。當然無論如何，未來可以看出很有光亮的展望和希望。氫可以當做醫藥的最前線，可以簡單的使用於重要疾病之治療，例如神經退化性疾病，心血管疾病，呼吸疾病，和其他許多疾病。

〔參考文獻〕Jrandon J. Dixon, Tiplng Tang and John H Zhang The evolution of molecular hydrogen: a note worthyl potential therapy with clinical significance. Medicine Gas Research（3）10~12, 2013

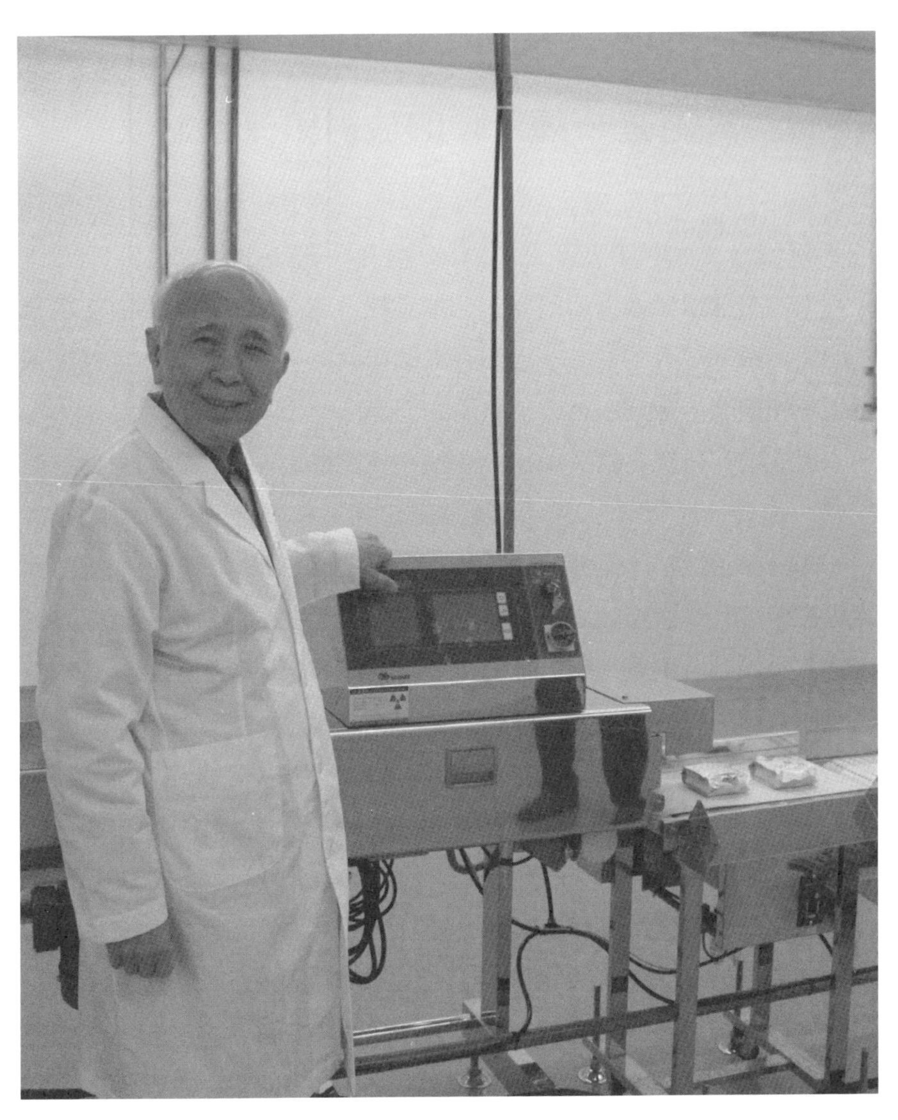

呂鋒洲教授（新德美生物科技公司提供）

5. 氫是一種新穎的放射線保護劑

（一）概述

人們在各種領域例如醫學，土木工程，農業，軍事等廣泛使用原子能量後帶來很大的益處。但同時從嚴重的核子放射中，如可保護人體健康和安全，也成為世界上嚴重的問題。

對放射線研究者言，如何去尋找一種高有效而低毒性的放射線保護劑，則是一種新科學題目。事實上，開發一種理想的放射線保護劑，在於強調放射線的領域內，會常常受阻礙。如同我們所知放射線的危害效應分成直接效應與間接效應，而其中的間接效應佔大部分的傷害。間接效應主要是來自放射線產生的許多自由基。所以掃除自由基變成我們最重要的保護策略。

2007年Ohsawa等人從試管內發現氫分子可以選擇性的減少具有細胞毒性的活性氧和具有治療性的抗氧化劑的活性。自此之後氫的研究起動全世界性的熱潮。

氫可以選擇性的減少氫氧自由基（·OH），所以激發本文作者研究的興趣，**因為大部分由放射性誘導之傷害是由· OH造成，在2010年他們就證明氫有很大的放射線保護作用之後，氫的放射線之保護作用的研究開始普遍**。氫也應用在臨床上改善有肝腫瘤而在放療中之病人的生活品質。

本文綜説之目的在於回顧介紹和氫在應用於放射線新保護劑的科學上和臨床上的進展。

（二）放射線的損害生物效應

放射線的損害生物效應分成直接和間接效應。在物理言，放射線是指能量粒子（enegetic particles）在介質或空間運動的過程。放射線直接損害的生物效應是放射線能量在暴露之途徑中造成，它會攻擊生物分子包括DNA、蛋白質和脂質等的活性。直接損害可以利用對放射線的護套物質加以防避；可是間接的損害是由水（H_2O）被放射線分解（radiolysis）後產生的自由基所造成（圖四）。

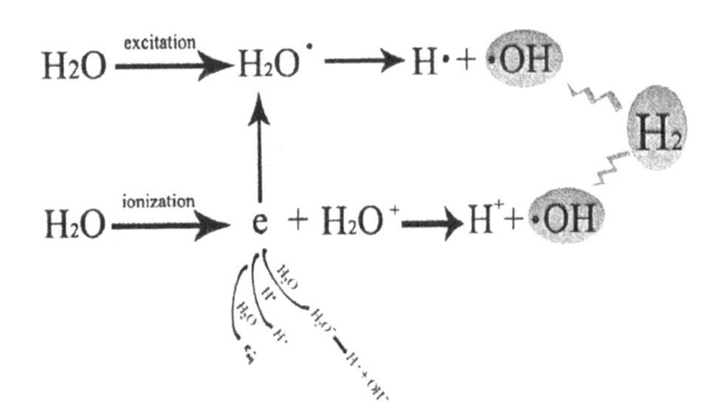

圖四　由水之放射或分解後產生之自由基，以及具細胞毒性的氫氧自由基都可以被氫做選擇性的消除

水被放射線分解後所產生的自由基中以氫氧自由基（hydroxyl radical, ·OH）是最具活性的自由基。放射線對生物組織之損害效應大部分是經由所增加產生的·OH所調節。據估計放射線誘導細胞損害中之60~70%是由·OH造成。

水在放射線分解中所產生的·OH可以引起DNA，脂質，胺基酸等的氧化作用，而形成各種次級自由基。這些次級自由基對健康產生嚴重的傷害，對易感性的細胞和器官造成傷害和衰竭。DNA是自由基攻擊的主要目標，DNA內的deoxyguanosine受·OH攻擊後產生8-OHdG，它是一種致癌的指標。膜脂質也是自由基攻擊的目標。脂質過氧化產物包括TBARS是脂質受傷害的指標，會引導細胞膜之滲透性之改變，蛋白質的構造和功用也受·OH和其他自由基之引起而改變。

（三）氫

氫是最輕最多的化學元素。氫分子是無色，無味，非金屬，無嚐味，高度可爆炸性的雙原子氣體。1520年首由Philppus, Aureolus, Paracelsus確定。氫是一種可爆炸的氣體。1783年Lavoisier用法語命名為「hydrogene」。氫是廣泛的應用於航空性質方面，例如當做氫氣球和應用在化學領域方面，例如當做燃料過程（fuel processing）以及肥料製造（$3H_2+N_2 \rightarrow 2NH_3$）等方面。從1783年以來氫很少應用在醫學方面。1888年早期Pilcher J.E.等人報告一篇有關氫在醫學方面的重要報告，他們報告把氫氣灌入胃腸管後，可以定位惡性傷害之處，可以避免不需要的開刀手術。直到1975年Dole等人報告高氫可能可以治療癌症。他們發現在小白鼠模式，利用吸入混合氣體（2.5% O_2和97.5%H_2）在總壓0.8 MPa之下，經2星期後，可以明顯的抑制皮膚鱗狀細胞癌，他們嘗試解釋可能之因，是氫當做一種促使自由基衰退之催化劑。在1988年氫被Buxton等人證明在無細胞系統下，氫可以減少氫氧自由基（·OH），·OH是水（H_2O）經由放射線分解或經光分解而產生。

2001年Gharib B等人報告氫減少與住血吸蟲有關的小白鼠之慢性肝發炎。可是以上的研究都不能吸引研究者的興趣。直到2007年Ohsawa等人發現氫氣具有抗氧化劑和抗細胞凋亡的性質，氫可以保護大腦對抗缺血再灌血後引起的傷害和中風，因為氫利用選擇性的中和hydroxyl（·OH）和peroxynitite（$ONOO^-$）radicals。由他們的論文才把氫的研究帶入一種新領域，即**證明氫對大腦，心肌，肝缺血再灌血傷害，小腸移植，肺移植，腎移植，心移植，急性移植造成宿主疾病（AGVHD）的幹細胞移植，賦有預防性或治療性效應。**

最近從基礎和臨床研究方面，發現氫是一種重要的生理調節因子對細胞的器官，具有抗氧化和抗發炎，抗細胞凋亡之保護效應。

氫被證明對培養的細胞和小白鼠具有放射線保護效應（圖五）。

氫賦予抗氧化效應又具很少毒副作用。Saitoh等人測試氫的對老鼠致突變性，基因毒性，和亞急性口服毒性。在此研究模式中他們發現雌性老鼠血液中嗜鹼細胞比例（basophil ratio）有明顯的改善，而雄性老鼠之GOT，GPT之活性有些變化，但不具生物學上意義。

另外，Nakao A.等人的人體研究中，也觀察到相似的臨床化學數據。

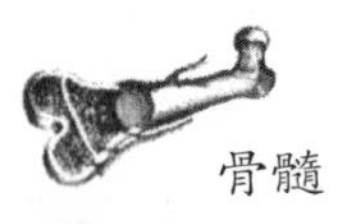

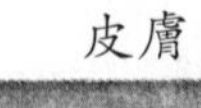

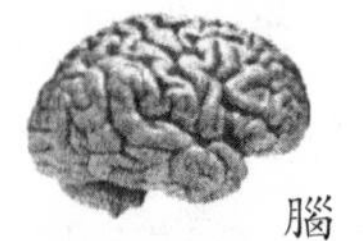

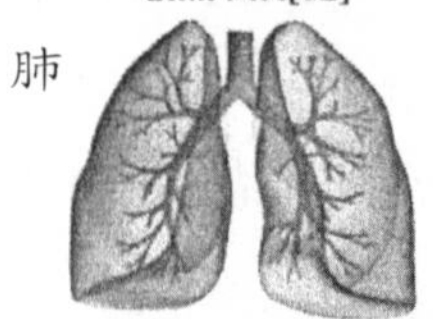

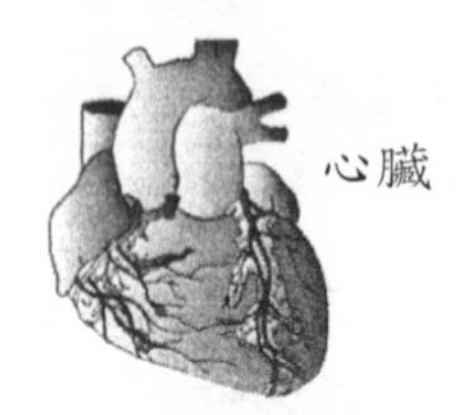

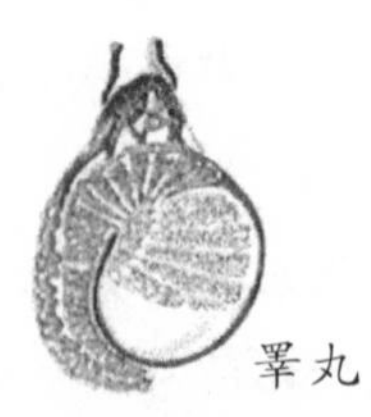

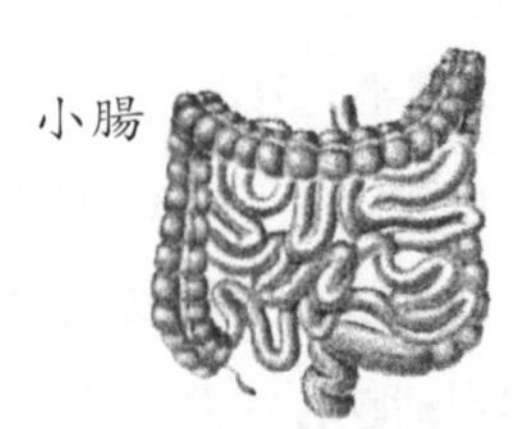

圖五　由水之放射線分解後產生之自由基，以及具細胞毒性的氫氧自由基都可以被氫做選擇性的消除

（四）試管中氫的放射線保護效應

在試管實驗中，作者研究群利用水（H_2O）的放射分解作用以及芬同作用（Fenton reaction）產生·OH。在研究中作者們發現由芬同作用所產生之·OH，有71.2%被溶入於磷酸緩衝液（10 mM, 23℃, pH 7.4）之氫氣（0.4 MPa, 2小時）所減少；而H_2O經過5Gy^{60} Co-r-ray之放射分解作用所產生之·OH，有88.7%減少。

用N_2取代H_2，則·OH量沒有明顯改變。

（1）小腸（insteine）

胃腸道是對放射線最敏感的器官，低到1 Gy劑量的放射線在暴露3~6小時就會使小白鼠小腸腺窩誘導凋亡，主要是發生在幹細胞區域，本文作者為研究氫對小腸的放射線保護效果，所以選擇人類小腸腺窩，HIEC細胞加或不加氫（濃度0.1~0.4 mmol/L）時，暴露於不同r-放射線劑量（高到8 Gy），實驗後證明小腸細胞在經放射線處理前先用氫處理，則可以明顯的抑制放射線誘導之細胞凋亡，增加人類小腸腺窩HIEC細胞之生存率。

在2010年作者也證明在小白鼠用放射線之前，先腹腔注射富氫食鹽水，則可以保護腸道之內皮避免放射線誘導之傷害，減少血漿MDA和小腸8-OHdG量，保護血漿內生性抗氧化酵素SOD和GST的活性化。

（2）造血系統

造血系統有高細胞轉換（cell turnover）量，也對放射線照射很敏感，對於一位暴露於放射線照射的人而言，骨髓抑制作用（myelosuppression）是一項重要課題，這些人在骨髓移植時常常使用放射線治療，但效率低，亞劑量範圍的放射線劑量就會導致細胞死亡，因為來自少數目的骨髓細胞和周圍血液白血球引來敗血症。

作者為研究**氫對造血系統之放射線保護效應**，選用人類淋巴細胞（AHH-1細胞）作研究。細胞在暴露於不同濃度r-放射線（高到8 Gy）處理前，用或不用氫（0.1~0.4 mmol/L）處理後，證明在放射線處理前，用氫處理之細胞，可以明顯的使細胞抑制放射線誘導之凋亡，增加細胞之生存率，內生性抗氧化劑SOD，GSH受氫之保護，而MDA，8-OHdG下降，研究結果證明氫之保護作用與氫濃度成正比，可是在放射線照射後，才用氫處理則氫之治療效果不明顯。

Chuai Y等人研究在放射線照射前給予氫食鹽水，則會增加骨髓核酸（MMNCs）和白血球數目，增加脾臟重量和內生性造血脾臟細胞叢（colony）（endo CFUS）。

另外，Yang Y等人研究證明氫減少人類淋巴細胞AHH-1的ROS含量以及減少H_2O的受放射線分解作用，他們也證明氫減少細胞凋亡。

（3）睪丸

睪丸是男性生殖系統重要的器官，對放射線照射特別敏感，因為含有快速增殖的細胞。低到0.1 Gy的放射線劑量就可以造成損失精子之生成，在放射線照射後引起睪丸組織之生化上和形態上之傷害。接受總體放射線照射的男性，只有2%在其生命中可以成為孩子之父。2012年，**Chuai Y等人報告氫對男性胚胎細胞（germ cells）具放射性保護效應，可以抑制睪丸組織內細胞凋亡，保留精子形成之生存率，每日精子之生成，和精子之品質。**

一項用WR-2721做參考化合物的研究，WR-2721是經FDA允許使用的唯一抗放射線的保護劑，令人鼓舞的結果是氫的放射線保護效果雖然低於WR-2721，但過多量的WR-2721的保護效果不明顯。

Chuai Y等人和Jiang等人證明氫對睪丸之放射線保護作用有保護生精液的上皮（seminiferous epithelium），保留睪丸重量，睪丸尺寸，精子數目，精子的活動能力。可是Jiang等人的報告發現氫對睪丸的保護效應類似於WR-2721，比作者的研究結果好。

（4）皮膚

皮膚是人體生物防禦屏障，放射線直接利用放射性能量或間接利用自由基造成放射性皮膚炎（radio-dermatitis）的皮膚傷害。用放射線治療的病人幾乎有95%會發生。一般有2類放射線皮膚炎，一類是急性放射線皮膚炎（通常在90天內發生）；另一類是慢性放射線皮膚炎（可能在較長時間後發生），病人常常表現紅斑，腫脹，水疱，和潰爛，然後發展成慢性發炎，皮膚壞死，纖維病變，淋巴水腫。

2012年Guo Z.等人首先報告富氫食鹽水保護對抗UVB放射線傷害，可以減少發炎和氧化壓力，他們證明富氫食鹽水可以改善發炎指

標，包括TNF-α, IL-1β, IL-6，組織內MDA和NO的活性，以及減少皮膚形態學上傷害。

2013年Mei等人報告氫在試管對抗γ-射線的保護效應

作者的研究發現氫明顯的減少皮膚炎之嚴重性，加速組織之恢復，和減少單一劑量15或20 Gy放射線對老鼠誘導之體重損失。

作者又發現氫保護老鼠受疊積到30 Gy之放射線傷害，氫也會保護永生性的人類皮膚細胞（HaCaT cells）受放射線之誘導傷害。

2013年Rosa Mistica Igracio等人證明氫還原水（HRW）的沐浴法可以保護小白鼠對抗UVB調節之皮膚傷害，可以減少發炎細胞素，包括IL-1β, IL-6, TNF-α, IFN-γ以及增加GSH peroxidase之活性。他們的研究證明用HRW沐浴法可以保護眼角膜，避免受UV傷害和外結構之改變。

有趣的是最近Mi Hee Shin等人的研究，他們觀察到H（H_2O）（被水分子包圍的原子氫）保護皮膚不受UV引起之紅斑和DNA傷害。他們之研究H（H_2O）明顯的防制UV誘導皮膚之MMP-1, COX-2, IL-6和IL-1β mRNA之表現，他們也發現H（H_2O）防制UV產生ROS和抑制UV誘導MMP-1, COX-2和IL-6之表現和UV誘導HaCaT細胞之JNK和C-Jun的磷酸化。

（5）肺部

肺是容易受放射線傷害的器官，當肺部或是全身體受放射線照射後引起「放射線的肺炎」（radiation preumonitis）。增加放射線的劑量，尤其在較高劑量速度的全身照射會增加間歇性肺炎之發展。**2011年作者曾提出氫可能可以防制放射線肺炎的學說。**2011年Terasaki等人證明氫可以減少放射線對人類肺上皮細胞株（A549）誘導·OH之產生。他們證明先用氫前處理後可減少A549細胞產生·OH自由基，他們也證明經氫前處理後減少氧化傷害。氫明顯的減少與細胞凋亡有關的蛋白，包括Bax和活化的caepase 3。他們也證明氫在活體內減少氧化壓力，減少肺纖維病變。

（6）心血管病

心臟經過放射線照射後造成心臟幫浦之慢性傷害和心臟疾病，放射線誘導之心臟病（RIHD）最明顯型是心肌受傷害，毛細管內皮細胞在受放射線照射後6~10星期失去鹼性磷酸酶的活性，心肌退化，周圍血管和間質之纖維病變。

心臟之受放射線照射後發生·OH自由基傷害心臟氫保護心臟避免·OH引起傷害。**作者曾提出並證明經富氫水前處理之小白鼠具有保護心臟的功用**，沒有用富氫水前處理的小白鼠有90%死亡，而用富氫水前處理之小白鼠，在放射線照射後30天，有80%小白鼠仍存活。用富氫水前處理之心肌有保護作用，可以降低MDA和8-OHdG量而不經富氫水前處理之小白鼠增加氧化壓力。

（7）大腦

Huo H等人以中國人作研究證明氫可以減少氧化壓力和早期的放射線誘導傷害，他們發現在放射線照射後，第7天和第14天富氫水組之含水量和8-OHdG含量比對照組低，而SOD含量明顯增加，MDA明顯降低，他們**發現海馬回神經細胞的傷害程度在富氫水組低。**

（8）淋巴瘤

離子放射線（IR）也是一種已知之致癌劑，對各種人體組織是一種完全致癌劑，可以誘導和促進腫瘤之進展。

Zhao等人研究發現氫分子可以保護小白鼠避免放射線誘導BALB/c小白鼠之胸腺淋巴瘤。他們發現在富氫水組動物放射線誘導胸腺淋巴瘤比對照組明顯的低，而且富氫水組延長淋巴瘤之潛伏期，因為減少ROS，它是誘導癌之一因子。

（9）放射線治療

過去6年來，關於應用氫當做一種放射線之保護劑，雖然有明顯的進展，但其臨床數據僅有一些而已。Ki-Mun Kang等人進行一項逢機安慰組控制研究法針對49位接受放射線治療之惡性肝癌病人的用富氫水之治療。氫水是用鎂棒（Mg）製成（$Mg+2H_2O \rightarrow Mg(OH)_2+H_2$）最後濃度達到0.55~0.65 mM。**研究結果證明病人每日飲富氫水經6星期後，在血液內減少ROS代謝物，維持病人之血液氧化還原電位，改善生活品質（QOL）之指數。**

（五）未來研究方向

應用氫於放射線保護作用，曾廣泛的研究，有些研究者甚至提出應用**氫於治療太空飛行者病人**。只把氫當做一種抗氧化劑似乎不能完全解釋氫對放射線保護作用的機制。但目前除氫消除·OH自由基之外，尚未有其他代替之作用機制。所以需要再研究氫之放射線保護作用之確實機制和信息途徑。

Itoh等人認為氫像其他氣體NO，CO和H_2S一樣是一種氣體信息分子，他們證明氫抑制Fcε RI相關之信息傳導，和防制肥大細胞（mast cell）之去顆粒作用（degranulation），而這種作用不是經過掃除·OH自由基的作用。他們也證明氫分子抑制LPS/IFN-γ誘導之產生NO，是經過調節巨噬細胞內之信息傳導。

利用DNA微陣分析法（DNA microauays）在肝臟內偵測到548種被氫調強的基因和695種被氫調降的基因。這是在喝富氫水後4星期偵測出來的。而這些調強的基因對氧化還原作用之蛋白有相關。可是目前尚無直接可以證明可以肯定氫是一種新的信息分子，所以需要再繼續研究。

（六）結論

研究者經常小心謹慎地在尋找一種理想的放射線保護劑。例如硫醇化合物amifostine，命名為WR-2721，它是唯一被證明具有保護效力，但受許多副作用例如高血壓，噁心，嘔吐等之限制於臨床使用。

有些天然抗氧化劑例如維生素，類黃酮等雖然比較少具有副作用，但對放射線保護作用之效果低。因此急需要尋有一種理想的放射線保護劑，它具有效力而少副作用。目前，尚沒有一種放射線保護劑可以符合此種標準。

氫當做一種新放射線保護劑，可能會帶給我們更多希望，雖然未來尚有許多研究要進行。

〔本文資料來源〕

Liren Qian, Jianliany Shen, Yunhai Chuai, Jianming Cai Hydrogen as a new class of radioprotective agent. Int. J. Biol. Sciences 2013; 9（9）: 887-894.

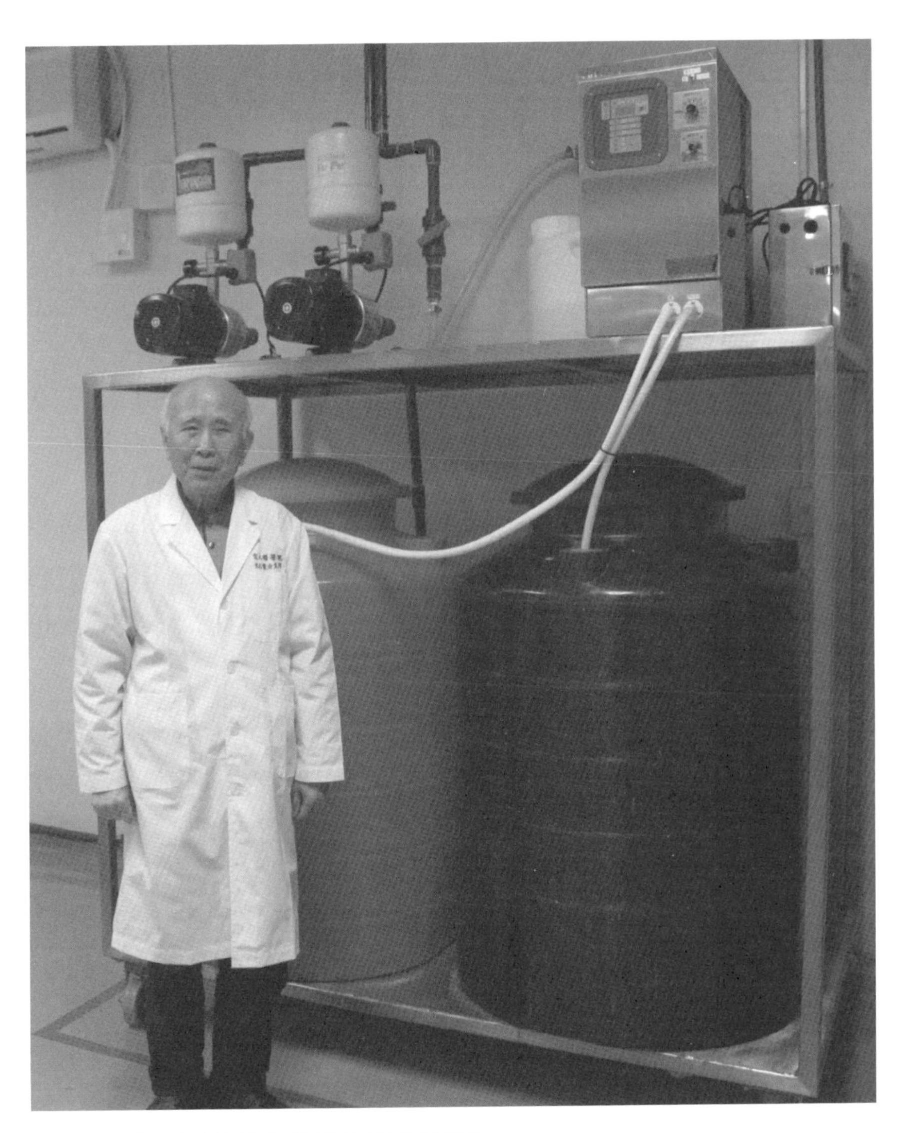

呂鋒洲教授（新德美生物科技公司提供）

第二章
學說篇

1. 氫分子：綜觀它在神經生物學上的效應以及它對燥鬱病和精神分裂症的治療潛力

氫氣是生物活性分子，具有許多效應包括抗細胞凋亡、抗發炎和抗氧化的性質。而細胞凋亡，發炎和氧化的性質重疊到重要的精神病症的神經進展過程，尤其是燥鬱症和精神分裂症，它們的病因與氧化壓力和發炎壓力的增加有關。

鋰（lithium）通常使用於治療燥鬱症，它之效果在於抗氧化壓力和抗細胞凋亡途徑，valproate以及一些非典型的抗精神病藥用以治療精神分裂症。

氫分子曾被用在動物模式的前臨床研究，治療一些醫學條件，包括缺氧和神經退化性疾病。氫對神經疾病，包括巴金森氏症有好的臨床結果。因此**提出假說，即投予氫分子可能是對燥鬱症和精神分裂症，以及由氧化壓力及發炎和細胞凋亡難以調節的相關的疾病的一種有力的和新方法之治療策略。**

(1)概述

在正常時，身體內氧化劑和抗氧化劑系統之間都會維持平衡關係，而當它們發生不平衡時，氧化壓力（活性氧的產生）就會增加造成發炎和氧化傷害，使蛋白質羰基化作用（carbonylatioin），DNA受傷害以及脂質過氧化作用（lipid peroxidation）。這些生化指標都存在於病人中，尤其受影響最深的是急性病人，特別是**躁狂病人（mania）**。

燥鬱病（Bipolar mood disorder）是一種相當普遍的神經精神病，其流行率有1~2%，是一種高負荷的疾病，它與糖尿病、代謝症候群、心血管疾病和肥胖症共同是醫學高發病率，所有疾病都與發炎和氧化壓力有關。由於共同發病率導致有一種學說，即**燥鬱症是一種「多系統的發炎過程」（multi-system inflammatory process）。**

另外，**精神分裂症（schizophrenia）也在一般民眾中流行有3.50/1000**。而在加拿大的流行率是每100,000人中有25.9（S.D.=10.5）精神分裂症也與醫學症狀和糖尿病（OR: 2.11（1.36~3.28）），肥胖（44%），心血管疾病共同流行。

精神分裂症和燥鬱症都是一種系統發炎過程。因此學者認為對精神分裂症可以利用抗發炎藥治療。

(2)粒線體和燥鬱病（Mitochondria and bipolar mood disorder）

粒線體可以產生能量和傳導胞突接合的信息（synaptic

signaling），**粒線體失去功用似乎與燥鬱病之病理生理有關**。具有粒線體細胞病（mitochondrial crytopathies）的病人比正常人有燥鬱病的發生率。在複雜的粒線體之電子傳導鏈中減少一種功能。從電子顯微鏡上觀察到粒線體之外部構造上的改變，粒線體周圍有不正常的周圍的群塊（peripheral clustering）。粒線體內的DNA的刪除，粒線體之失去功能常被學者當做一種燥鬱症的分子基礎，而認為新的治療劑應該能夠標靶到粒線體。

(3)燥鬱症的氧化壓力（Bipolar disorder and oxidative stress）

氧化性的自由基的產生是生命核心是正常現象，它常受嚴謹的控制，可是以目前增加的數據證明氧化壓力存在於並衝擊到各種精神病症，包括燥鬱症、精神分裂症以及孤獨癖（自閉症）（autism）。

活性氧（ROS）之產生與代謝對燥鬱症之產生和代謝似乎扮演病理生理中心的重要角色。該病不僅總GSH和還原型GSH量都降低，GSH是體內抗氧化系統中心部分，而且抗氧化酵素活性也減少。重要的與氧化還原作用有關之酵素，例如SOD和catalase在燥鬱症病人比健康人低（2003），NO被認為燥鬱症病人產生神經病症狀（psychotic symptoms），例如**幻想（delusion）**的主要因素。統計分析後發現NO在病人似乎有明顯的增加，而且TBARS量（一種脂質過氧化作用的指標），在病人躁狂的和減輕時也會增加，由這些發現認為**氧化傷害脂質構造在燥鬱症病情過程中繼續在進行。**

(4)已建立的治療作用機制（Machanism of cation of established therapies）

鋰（lithium）是可以論證的預防燥鬱症長期再發的最有效的藥物，鋰的效果已延長越過作用於monoamine receptors模式，長期使用鋰對老鼠之額葉前部的皮質引導粒線體蛋白質之磷酸化作用，鋰也影響到衝擊發炎和預防氧化壓力和改變細胞素（cytokines），鋰之具抗發炎和抗氧化效應具有力的神經保護作用，鋰增加粒線體呼吸鏈酵素活性，尤其是Complex I，它與治療效益有關連，鋰增加粒線體產生能量，減少Na（+）-K（+）-ATPase的活性和脂質過氧化作用，用鋰治療增加改善燥鬱症，長期使用鋰治療對病人或健康人增加抗氧化防禦。

NAC（N-acetyl-cysteine）是以GSH為基礎之氧化還原作用之調節劑（redox modulator），抗發炎試劑和粒線體之調節劑（modulator）對病人減少抑鬱（depression）和躁狂（maria）症狀。

可是已建立的試劑都具有耐受性和有效果限制的問題，因此需要尋求更新治療策略。

(5)粒線體和精神分裂症（mitochondria and schizophrenia）

常常報告精神分裂症有粒線體失去功用，而且，精神病人存在有粒線體紊亂。精神分裂症的神經生物學中mt DNA扮演重要角色（2011）。精神分裂症病人的粒線體基因的表現有改變，精神分裂症病人的粒線體數目減少，粒線體的改變影響到各種治療，但是還不清楚粒線體數目的改變是否後天的（adaptive）或是一種與病因的連結，而且**在孤獨病（自閉症）（austim）的粒線體的能量產生受損壞。**

⑹精神分裂症和氧化壓力

氧化壓力在精神分裂症的神經生物學上扮演一種重要標靶，可以提供一種新的治療介入。精神分裂症的抗氧化防禦系統受到損害，在慢性精神分裂症病人之SOD，GSH peroxidase（GSH PX）的活性下降，而MDA量增加（2006）。精神分裂症人減少細胞呼吸作用和complex I之不正常性，都是精神分裂症病人的內原性之指標。而且病人的神經軟記號（Soft Signs）的嚴重性與SOD活性之降低有關，且脂質過氧化增加。

⑺抗精神病的作用機制

精神分裂症病人的血漿脂質過氧化作用的增加並不是由抗精神病引起的，典型和非典型的抗精神病藥物可以對精神分裂症病人有部分正常自由基的代謝。但是長期使用典型和非典型的抗精神病藥物治療時會影響到抗氧化劑酵素和脂質過氧化作用，補充維生素C可以非典型的對精神分裂症病人減少氧化壓力。

NAC（N-acetylcysteine）是一種氧化還原作用之調節劑（redox modulator），和穀胺酸調節劑（glutamate modulator），減少精神分裂症病人之主要徵狀和靜坐不能（akathisia），提供氧化壓力扮演功用角色的概念。

⑻氫的藥物動力學

氫分子是無嗅味無嚐味的氣體，有能力快速的擴散進入脂質細胞膜和進入細胞，它容易滲透器官和粒線體的細胞核。在室溫中，氫氣是鈍性缺乏催化性，氫容易橫過血腦屏障，容易達到的器官和亞細胞成分（sub-cellular component）。氫是有益健康的，在生理上，氫是由在小腸內的微生物利用複雜的碳氫化合物醱酵產生。動脈血液含較高量的氫，表示組織會攝取和利用氫。氫可以與氫氧自由基（hydroxyl radicals ·OH）作用，但不與其他活性氧作用，在學理上這是它的好處，因為低量的這些自由基具有生理上的信息效應。它在各種模式中保護大腦之氧化傷害。氫是強力的可用於做醫用氣體，富含氫的水的攝取可以利用氫水沐浴，注射氫食鹽水，眼滴氫食鹽水，增強小腸內的細菌產生氫，氫可以穿透玻璃，但不會穿透鋁容器。

⑼氫與氧化壓力和發炎

氫分子的抗發炎效果已在動物及人體模式中報告過。富氫食鹽水在支氣管與肺胞的洗出液中減少細胞素IL-4，IL-5，IL-13和TNF-α量。氫分子對TNF-α，IL-1β，和IL-6量的減少效果，氫分子可以對抗UVB照射，氫分子也可以停止TNFα之誘導之NF-κB途徑的活化。

由小腸微生物例如大腸桿菌（E. coli）所產生之氫可以抑制發

炎，總合言之，由這些發現與燥鬱病有密切關係，目前之證據指示燥鬱症的神經生物學上含有許多介白素（interlukins）。

⑽前臨床試驗的發現（preclinical findings）

在急性肺傷害的動物模式中，吸入氫氣可以減少急性肺炎，富氫水使老鼠腎臟減少產生活性氧，氫保護粒線體和DNA避免因受氫氧自由基之傷害，防制antimycin處理後使粒線體膜電位之下降，氫強力防制離子照射引起之傷害。氫對中腦動脈閉塞的動物模式減少栓塞面積和減少氧化壓力指標。氫對窒息的新生小豬具神經保護作用和保存腦血管活性。

⑾臨床發現

氫對各種與氧化壓力相關的不同疾病，例如巴金森氏病、脊椎、心臟、肺臟、肝臟、腎臟和小腸的缺血再灌血所引起的疾病，肺、心、腎和小腸的移植所引起的疾病，**以及孤獨癖（自閉症）（autism）都可以有強力治療的學說。**使用適當的富氫水可以減少血液中之乳酸量和對運動員改善肌肉的功用。

氫可以減少第2型糖尿病人的氧化壓力指標，氫也會使代謝症候群病人的氧化壓力指標減少。巴金森氏症病人會增加氧化壓力指標，例如增加脂質過氧化作用，在黑質體（substantia nigra）減少GSH量都是巴金森氏病之病理，氫水可以防止巴金森氏病的老鼠模式之發生，而且可以增加老鼠在腦缺血再灌血後之生存率。氫水可以使巴金森氏病的動物模式的黑質內的多巴神經元（dopaminergic neuros）調降氧化壓力的指標4-HNE（4-hydroxy-2-nonenal）。

一項前驅性安慰劑控制逢機雙盲平行設計的研究（N=18）對服用levodopa的人做研究，每日攝取1000 ml氫分子水。實驗結果在氫水組方面減少巴金森氏病的分數（scores）而安慰組的病人加惡。由氫所發出的信息調控活性可有保護作用對抗巴金森氏病。

尚不完全了解為何氫具有抗氧化和抗發炎所扮演的角色，可是氫可能會調節金屬蛋白（melalloproteins），而且氫會減少NO產生$ONOO^-$（peroxy nitrite）。

類風濕性關節炎病人喝富含氫的水4星期後減少氧化壓力，掃除氫氧自由基，也減少臨床症狀。而且富氫水改善肝癌病人經放射線照射後的生活品質。

4位急性紅斑性皮膚病病人，而且具有發熱和疼痛，投入500 ml的富氫液後減少症狀。對粒線體肌病（mitochondrial myopathies）病人的逢機控制試驗後指出富氫水減少病人之粒線體之功用和發炎。

但是需要注意的是只有口服富氫水，還不足夠的氫分子可以掃除氫氧自由基，其次是氫停留在體內的時間太短不能掃除大量而繼續產生的自由基。**因此，對於不同疾病之適當的使用氫的次數、劑量，和投予方式尚要研究。**

⑿結論

氫氣具有許多生物活性，是治療各種與發炎氧化和細胞凋亡相關

的疾病的候選的試劑。可是需要有許多注意，投予的氫是複雜的，因為它的短的生物半衰期和低飽和度（0.8 mM）。許多的研究都使用低劑量（0.01~0.04 mM），但是小腸微生物每日卻可以產生1公升的氫水。而目前對氫作用途徑和過程的了解有限。需要較大的前臨床數目才可以闡釋氫的生物作用機轉。可是確實是真的即目前有許多不知道作用的許多試劑在廣泛的使用，尤其是在神經科學方面，所以不排斥其使用，更注意的是它的安全性。使用氫具有良性的安全性，似乎可以用在臨床試驗上。目前需要的是了解氫的使用劑量，投入方式，藥物動力學，生物學以及使用在臨床時的毒性。

〔參考文獻〕Ahamd Ghanizadeh and Michael Berk. Molecular hydrogen: an overview of its neurobiological effect and therapeutical potential for biopolar disorder and schizophrenia Medical Gas Research 2013（3）11~16

2. 氫分子：一種對風濕性關節炎及其相關疾病的抗氧化及抗發炎的新治療劑

(1)概述

類風濕性關節炎（Rheumatoid arthritis, RA）是一種慢性發炎疾病，大約有1%的人罹患此病。此病之特徵是不可逆的關節病伴隨有成骨和軟骨之破壞造成嚴重的罹患率。而且RA的慢性發炎後可以增加動脈硬化的風險，動脈硬化是一種明顯的造成心血管衰竭之死因。

和RA相關性的動脈硬化的進展很快，即使不需要依賴傳統的風險因子，例如高血壓，糖尿病，或肥胖的存在，也會有疾病的進展。對RA的治療法，不僅需要改善疾病的活性，一般是評估關節和發炎指標，而且也需要能夠控制內皮細胞的發炎。最近使用抗細胞素治療法（anti-cytokine therapy）是可以改善RA病人罹患心血管疾病（CVA）的風險。

雖然RA之病因不明，但已知道RA確實與自體免疫疾病有關，而且它之病理已有相當多的研究。自體活性的T細胞（auto-reactive T cells）浸潤滑膜組織後促進免疫反應，結果過度產生「促發炎細胞素」（pro-inflammatory cytokines），例如組織壞死因子（TNF-α），介白素-1（IL-1），介白素-6（IL-6）。

早期治療法是根據此病之侵犯性的生物指標，抑制滑液T細胞的活性和（或）減少細胞素之量。**不幸的是此種治療方去，不僅限制治療的成功，而且又產生另外的問題，就是忽略到存在於RA病人結構型的重要調節因子，其中之一種調節因子可能就是活性氧（ROS）。**

RA病人內之滑液（synovial fluid）和周圍血液（peripheral blood）內含有高量ROS以及會產生ROS的分子，包括超氧陰離子自由基（superoxide anoin radical），過氧化物（peroxide），氫氧自由基（hydroxyl radical）和活性氮（reactive nitrogen species, RNS），例如peroxynitrite（$ONOO^-$）。這些ROS或RNS會氧化細胞內外的各種分子，包括核甘酸（nucleotides），DNA，蛋白，多醣和脂質。

8-hydroxy guanine（8-OHdG）是由DNA內的一種鳥嘌呤鹼基

（guanine base）受氧化作用後產生的。8-OHdG是一種氧化作用的生物指標。許多研究報告與氧化壓力相關的疾病病人之體內疊積8-OHdG。這些疾病有癌症，糖尿病，阿滋海默氏病，高血壓，心血管疾病，代謝症候群和自體免疫疾病。

8-OHdG之升高在RA和動脈硬化病人中有報告過，過去10年來，已證明氫分子（H_2）對培養中的細胞以及活體內可以選擇性的減少高活性的氫氧自由基（·OH）。H_2會標靶到·OH但不是$O_2^{\cdot-}$，H_2O_2或NO。$O_2^{\cdot-}$，H_2O_2或NO都是生物體內重要的生物分子.

最近（2012）證明攝取含高濃度的氫水後，可以明顯的改善RA的活性和減少RA之氧化壓力。H_2似乎是可以提供一種補償性療法或代替傳統治療法，可以利用減少氧化壓力和改善RA之傷害，尤其是對早期發病之RA病人以及抗體無法對抗環瓜氨酸胜肽（cyclic citrullinated peptide, ACPA）的RA病之之治療。

本文是綜述（review）可以利用H_2對RA之有潛力之診斷和治療，而且對每日攝取高量H_2時對RA之防治和相關動脈硬化之防治也加以討論。

(2)在慢性發炎中產生活性氧

活性氧（ROS）是氧在代謝當中，由氧化磷酸化作用（oxidative phosphorylation）的過程中，經由電子傳送（electron transfer）時所產生之副產品。另外，當RA病人發炎時，在滑膜（synovium）受到浸潤的，或增生的，免疫活化的細胞，經過NADPH oxidase系統

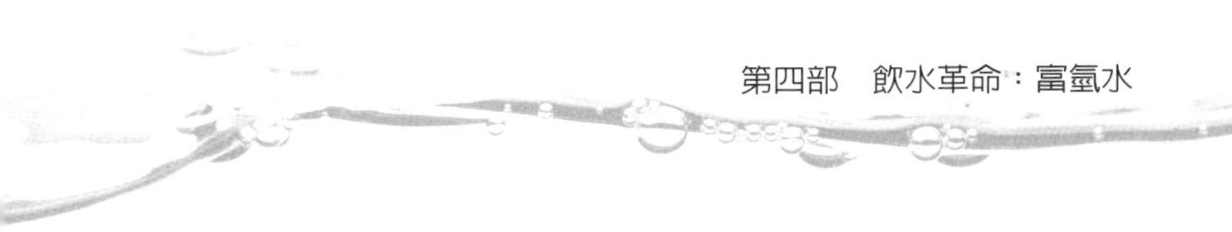

（NOX）的催化作用後會產生ROS。

所產生的ROS中，以超氧陰離子（superoxide anion, $O_2^{\cdot-}$）是主要的產物，它被釋放到細胞外間質（extra cellular matrix, ECM）而被隔離在溶酶體（lysosomes）內。然後$O_2^{\cdot-}$會自然的或是被酵素SOD之催化而轉變為H_2O_2。H_2O_2再被酵素catalase（CAT）轉成H_2O，當有Fe^{2+}或其他過度金屬離子存在下，H_2O_2就會經過芬同化反應（Fenton reaction）產生氫氧自由基（·OH）。

Fe^{2+}也有能力把$O_2^{\cdot-}$和H_2O_2經過Haber-Weiss reaction轉變成·OH。ROS之還原系統也可能被其他機制完成，例如有酵素GPX和GST所參與的催化機制，此種催化機制是需要還原型的GSH當做輔因子。GPX把H_2O_2還原成H_2O，而GST是利用GSH來解毒。

由NOX系統開始產生$O_2^{\cdot-}$，它再轉為H_2O_2 和·OH；但是細胞也會同時利用SOD，CAT，和GPX以及GST當做防禦系統來清除ROS。可是從大量產生的ROS，或是從慢性發炎產生的ROS的量可能會超出抗氧化劑酵素系統的防禦能力，似乎會造成氧化還原狀態（redox state）之不平衡，尤其在這種條件下，·OH不受限制的產生過剩量，可是在活細胞內，卻無特異性的對·OH有解毒作用系統之存在。·OH具有快速和無區別性的攻擊性，所以·OH將會對細胞造成嚴重的毒傷害。

(3)ROS在RA內，對NF-κB依賴性的氧化還原作用級聯中所扮演之角色

氧化壓力（oxidative stress）調節一些細胞過程（cellular processes），包括負責發炎的信息途徑。信息中間物質（signaling intermediate）的活化狀態是受它們的硫醇基（thiol group, R-SH）之受ROS調節修飾狀態之調節。過多量的ROS會打破氧化還原作用之平衡。而且經過NF-κB之放大發炎反應後引導轉錄因子（transcription factor）之產生一些「促發炎性細胞素」（pro-inflammatory cytokines）。ROS會在發炎組織內造成氧化還原狀態之不平衡，結果活化NF-κB和相關之轉錄因子。

NF-κB是細胞發炎反應之中心調節劑（central regulator），因為它控制許多參與發炎之基因，它們會誘導產生一些促發炎的細胞素包括TNF-α，IL-1β，和IL-6之轉錄。這些細胞素在RA進展過程中，扮演重要的角色，所以它們是藥物治療的標靶。其中的TNF-α在RA的滑膜內持續發炎中，刺激產生氧化壓力。

由NF-κB轉錄複合體（transcriptional complex）之下游所產生之TNF-α，利用釋放I-κB而再度活化NF-κB。I-κB會穩定的產生磷酸化作用後與NF-κB形成複合體（complex）再度不活化NF-κB，如此形成的「圈」（Loop 1）（圖六）當作一種「正迴饋機制」（positive feedback mechanism），而在NF-κB和TNF-α系統中，促進發炎過程之進行（圖六）。

在滑液組織內含高量的促發炎細胞素後就會活化並徵召白血球以及滑液纖維母細胞和巨噬細胞，它們會更進一步利用NOX系統產生過量ROS，這些ROS再進入此途徑之NF-κB之上游，而又創造另一種滑液發炎途徑（synovial inflammatory pathway）（Loop 2, 圖六）。迴饋圈刺激產生ROS和發炎細胞素，兩者又疊積氧化壓力。

NF-κB除造成氧化壓力外，也會刺激蛋白質的分解，蛋白質分解酵素（proteolytic enzymes）破壞RA之軟骨（cartilage）和硬骨（bone）。細胞素包括TNF-α和IL-1活化滑膜纖維母細胞和巨噬細胞產生破壞軟骨的酵素，例如MMPs（metalloproteinases），包括MMP-1和MMP-3。MMPs可以分解構成軟骨之透明質酸（hyaluronic acid），蛋白多醣（proteoglycan）和膠原（collagen），而且IL-1會刺激軟骨細胞（chondrocytes）分泌MMP3和促進軟骨下的硬骨（subchnodral bones）之吸收。

「圈1」（Loop 1）代表NF-κB-TNF-α的正向迴饋圈（positive feed back loop）。而「圈2」（Loop 2）代表ROS-NF-κB-TNF-α的氧化還原作用感應圈（redox sensing loop）。

此兩圈可以利用H_2直接的或經過NF-κB途徑之掃除氫氧自由基（·OH）而加以控制。

ROS是由NOX系統產生而後經過兩個圈子放大，然後刺激滑膜之纖維母細胞，白血球和巨噬細胞，它們是經過MMP-3或RANKL之過度表現而促進軟骨和硬骨之腐蝕。

此外經由ROS所修飾的蛋白（modified proteins）可以產生「圈3」（Loop 3）它會利用迴饋作用進入Loop1和Loop 2，而促進自體免疫反應（autoimmune reponse）。

RANKL: Ligand of Receptor Activator of NF-κB

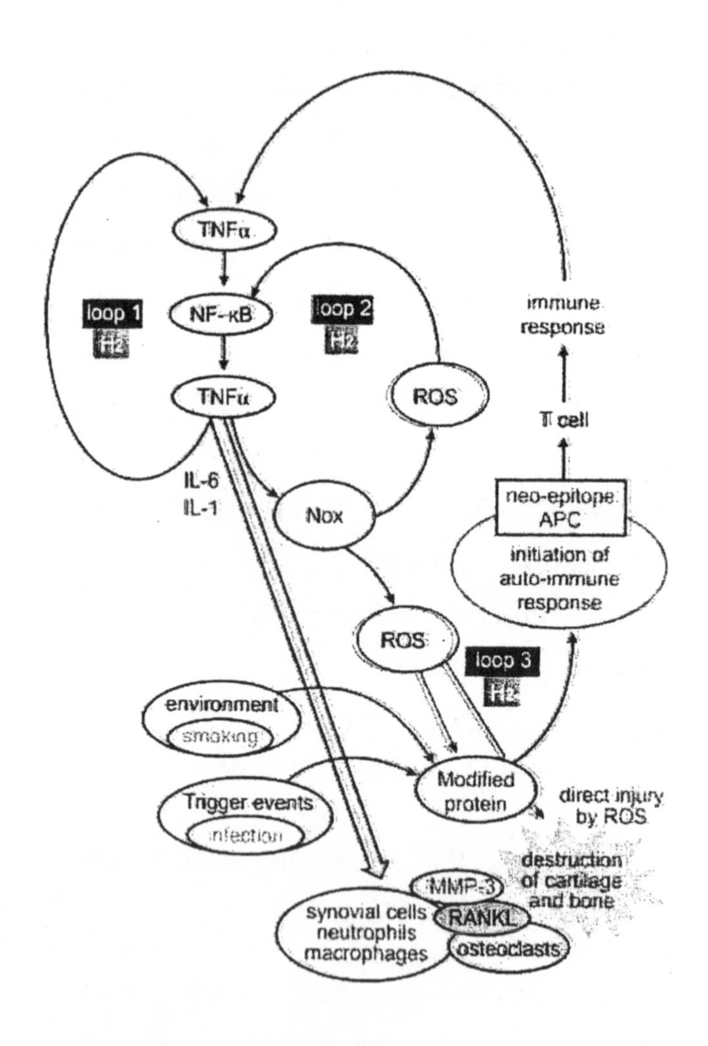

圖六　參與RA及相關的動脈硬化的放大發炎反應的3種圈子（three loops）（T. Ishibashi. 2013）

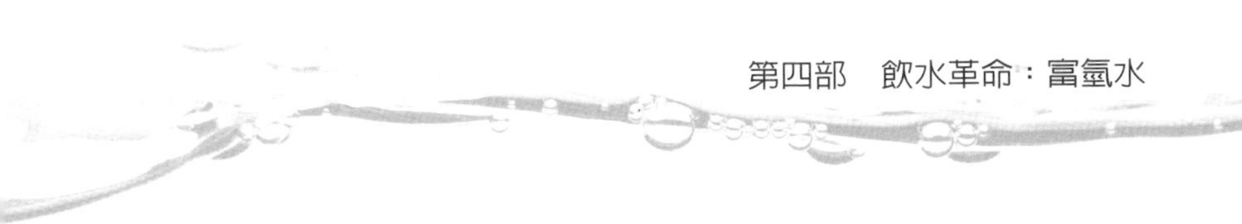

MMP3是破壞RA的關節的一種重要蛋白酶（protease），RA病人血清MMP3的濃度與疾病活性相關。

除氧化壓力外，NF-κB也會刺激蛋白質分解的活性（proteolytic activity）。蛋白質分解酵素（proteolytic enzymes）破壞RA之軟骨（cartilage）和硬骨（bone）。細胞素包括TNF-α和IL-1活化滑膜纖維母細胞和巨噬細胞產生破壞軟骨的酵素，例如MMPs（metalloproteinases）包括MMP-1和MMP-3，它們是從滑膜纖維母細胞（synovial fibroblasts）和巨噬細胞（macrophages），尤其是從惡化之類風濕性關節炎病人之關節的血管翳（pannus）的滑膜纖維母細胞和巨噬細胞中分泌出來。它們可以分解構成軟骨（cartilage）之透明質酸（hyaluronic acid），蛋白多醣（proteoglycan）和膠原（collagen），而且IL-1刺激軟骨細胞（chondrocytes）分泌MMP-3和促進軟骨下的硬骨（subchondral bones）之吸收。

TNF-α的活化，引導產生可以破壞與骨相關的分子，例如RANKL（receptor activator of NF-κB ligand）。在滑膜纖維母細胞內的RANKL的表達的結果會促進破骨細胞（osteoclast）的子代細胞（progenitor cells）的分化。子代細胞之表面會表達RANK。這些子代細胞包括單核細胞浸潤在滑膜組織內，成熟後形成破骨細胞，它會腐蝕RA的骨頭。

位於細胞素上游之ROS，間接的破壞RA病人之關節內之軟骨和硬骨（圖六）。而且RA之滑液內是缺氧的，當滑液再灌流時，就會刺激氧化還原作用級聯（redox cascade），包括NF-κB。

最近標靶TNF-α的抗發炎治療法的成功，可以破壞發炎性的「圈1」（Loop 1）。這種治療策略在標靶「ROS-TNF-α放大圈」。對於RA病人可以明顯的減少發炎關節之受傷害。能夠打破ROS之迴饋圈（圖六）是一種防制RA受傷害的有效和需要的方法。

(4)ROS直接傷害關節組織

分解蛋白質的活性（proteolytic activity）並不是破壞RA的軟骨和硬骨之唯一來源。ROS也是另一種來源，它可以直接氧化和分解軟骨和硬骨，包括膠原蛋白和透明質酸（HA）。許多研究都可以偵測到RA病人血清和關節液內ROS之活性。

還原狀態的HA以及許多白血球之浸潤是RA關節液的普遍特徵。HA的分解，至少有一部分是由·OH引起。RA病人關節液減少黏度就是因為HA受·OH分解後的結果。·OH修飾膠原蛋白後造成蛋白質的交聯（cross-links）或斷片。如此經過分解後的膠原蛋白更容易在關節液內進一步被蛋白酶分解。

膠原蛋白的分解過程以及滑膜組織之重塑可以活化吞噬細胞和蛋白酶，結果引導ROS和細胞素之活化發炎性的「圈1」（Loop 1）和「圈2」（Looop 2）（圖六）。

氧化產物之疊積產生「正向迴饋作用」的結果，更加惡軟骨和硬骨之腐蝕，引導關節之破壞。因此，保護關節成分避免受ROS之分解，代表著治療RA的另一種重要策略。

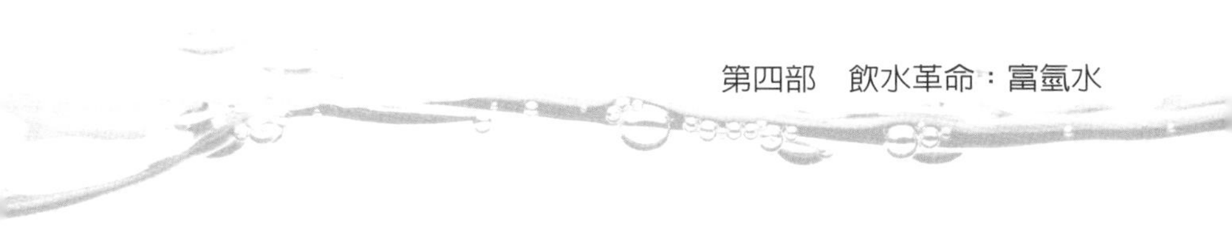

(5)與RA相關的基因以及ROS在RA病因學上所扮演之角色

在「人類白血球抗原區域」（human leukocyte antigen, HLA）的基因受修飾，就是幾乎有一半的基因的RA危險因子，例如攜帶「共同表位」（shared epitope, SE）的基因。該基因編碼QKRAA, QRRAA或RRRAA的胺基酸序列，在第3個高度變異區域的人類白血球抗原DRB1，對RA之發展有高度易感性。

據報告有15%的同卵雙胞胎（monozygotic twins）攜帶SE，相較於正常人的1%，有較高的RA危險性。此區域（motif）不僅能預測對RA的易感性，而且也可以預知嚴重性。

最近推測SE配合其他因子，例如基因多形性（genetic polymorphisms）和（或）環境因子之交互作用會增加RA之易感性。有報告指出HLA-DRB1-SE和抽煙以及自體抗體（auto-antibody）名叫做ACPA之間有正向相互作用會招致RA發作之高危險性；而且抗氧化劑酵素GST的突變也增加RA病人基因之易感性，因為會增加氧化壓力。GST Mul（GSHM1-null）的基因型完全抑制酵素活性。

有ACPA正反應的RA病人的風險，明顯的與HLA-DRB1-SE有加成作用，這樣的研究提供證據是氧化壓力增加RA之發展。

氧化壓力可以直接與DNA作用和參與RA之病因，例如由DNA之鳥嘌呤鹼基（guanine bases）或存在於核甘酸池（nucleotide pools）內之鳥嘌呤鹼基經過氧化作用後所產生之8-OHdG，是具有高度的突變性，此高度的突變性是因為其配對的腺嘌呤（adenine）以及胞嘧啶（cytosine）使DNA複製時造成顛換突變（transversion mutation）。因此ROS有誘導體突變（somatic mutations）之可能性，結果改變蛋白質之功用和（或）免疫生成性（immunogenticity）和功用（function），如同「新表位」（neo-epitopes）一樣，可以繼續活化免疫系統。

RA病人的8-OHdG量雖然升高，但是基因體DNA（genomic DNA）的體突變（somatic mutation）似乎不完全是負責RA的自體抗原（auto-antigen），因為如果是，那麼在滑膜組織內的APC pocket內就會有均質的和安定的表位（epitopes），但是從來沒被檢測到。

另外，ROS引發免疫反應的另一種可能是它會影響粒線體的DNA（mtDNA）。一種體細胞（somatic cells）有多種複製的粒線體，都有各自的基因體，易感受藉由ROS引起突變。RA的mtDNA會有體突變，mtDNA的突變有可能引起免疫反應。

關於ROS對RA病因學所扮演的角色，一般認為是它參與DNA下游之過程。例如突變的DNA，即8-OH-G（8-hydroxy-guanosine）都會在轉錄作用當中造成表型之受抑制（phenotypic suppression）。「錯誤的蛋白」（error-proteins）可被鑑定為外來分子（foreign molecules），其功用當做一種「新表位」（neo-epitopes）。具有改變「後轉錄修飾」（post-translational modifications）功用的「錯誤蛋白」也包括在此學說內。對「後轉錄修飾」功用的「錯誤蛋白」的抗體包括瓜胺酸（citrulline）可以在RA病人，尤其在預後不良的RA病人身上高量檢出。

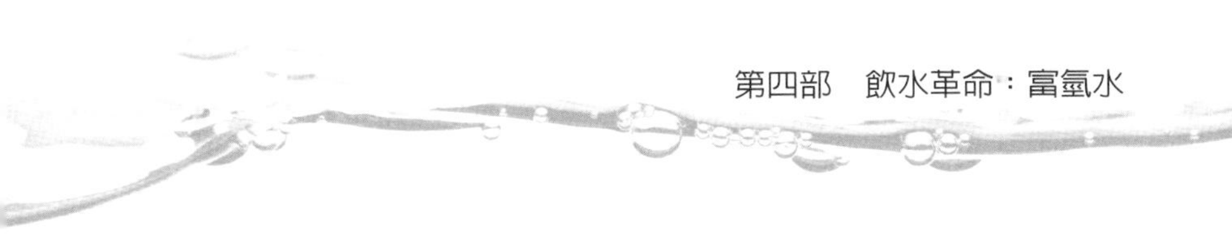

在發炎途徑中，ROS參與「第3圈」（Loop 3, Fig. 1）的作用，即ROS修飾蛋白引導自體免疫反應（auto-immune response）建立記憶型T細胞株（memory T cells clones）對抗存在於APC（antigen presented cells）內之新表位（neo-epitopes）。

儘管ROS與沒有耐受性的citrullinated protein之間的關係尚未釐清，但是氧化性的修飾造成peptide motifs的結構的改變，可能扮演一個重要角色，因為這些抗原被「後轉錄修飾」或「後轉譯修飾」氧化，所以看起來相當異質性。如果在相同模式下，異質性抗原可以活化免疫反應，它們必需有一個共享的結構或是電化學共同的特徵（electro-chemically mutual characters），尤其是在氧化的情況下。

(6)與RA相關的動脈硬化

動脈硬化是RA病人共同的罹患率，動脈硬化是心血管疾病（CVD）之主要原因，在RA病人會增加死亡率。動脈硬化的病理常包括典型的風險因子有高血壓，肥胖或抽煙。而與RA有關之動脈硬化常與這些因子獨立。**RA和動脈硬化的共同因子是發炎級聯（inflammatory cascades）包括發炎細胞和ROS負責此兩種疾病之關聯**（圖七）。

這些發炎途徑影響血管內皮構造和RA的滑膜組織。內皮細胞和平滑肌細胞經過NOX途徑，包括NOX1, NOX2, NOX4和NOX5產生O_2^-，參與內皮之失功用以及動脈硬化的進展。

在動脈硬化情形，位於此途徑（圖七）交界之下游之氧化型LDL

（oxidized LDL）誘導產生CVDs風險的斑痕（plaque）。RA病人的發展動脈硬化是開始於細胞為應付大量外界刺激而引起原型的改變，黏附因子（例如ICAM-1, VCAM-1和E-selection等）的增加表現，增加促發炎細胞素（例如TNF-α, IL-1r）以及增加氧化壓力而板引此種疾病。

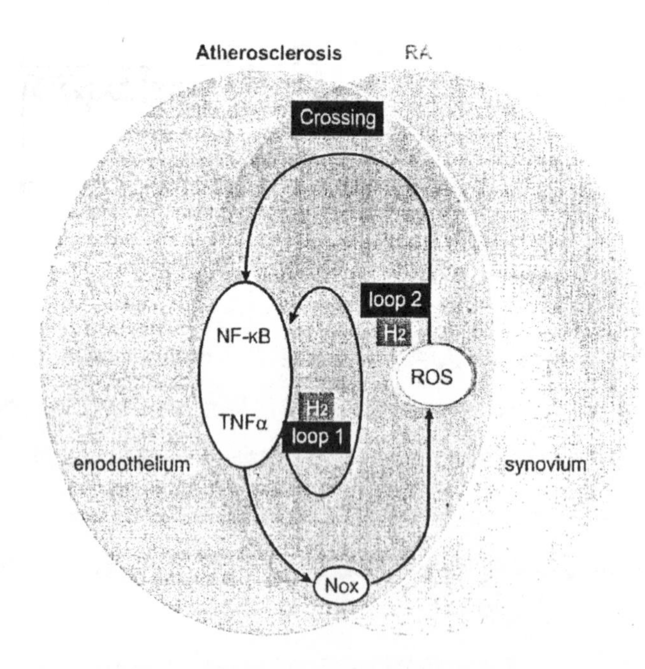

圖七　RA和動脈硬化的共同發炎級聯（common inflammatory cascades）（T. Ishibashi, 2013）

此共發炎級聯包括（loop 1）（圖六）和（loop 2）（圖七）。因此放大正向迴饋反應。動脈硬化可以因為RA產生發炎反應而更複雜。

只有調強TNF-α之表現也可以造成血管失去功用。對健康志願者給予動脈注射80或240 ng/min的TNF-α，經過30分鐘，結果產生急性血管發炎傷害的內皮構造。

最近的報告是抗TNF-α治療治療法，可以改善RA病人之動脈硬化之發展，此結果指示RA的動脈硬化之因是由「圈1」（Loop 1）和「圈2」（Loop 2）交界處之共享之TNFα/ROS發炎途徑（shared TNFα/ROS inflammatory pathway）造成（圖七）。

(7)氫分子治療RA的潛力

本文綜說（review）在強調RA和動脈硬化發展中，ROS表現多層功能角色。它可以當做毒性損害因子（toxic damaging agents），它可以放大NF-κB依賴性的發炎反應，它也可以當做突變劑。因此新的治療策略是要對RA病人的血液循環中以及關節中，減少ROS量。

在過去30年間，一些臨床研究評估使用SOD之主要合成型藥物或ROS之掃除劑edaravone對RA之抗氧化治療潛力。可是研究的結果卻不能明白的建立這些掃除劑能有效的可以減少RA病人之疾病活性。而且也沒有去標靶掃除·OH的活性，·OH是造成最傷害細胞的ROS。$O_2^{\cdot-}$可以被SOD消除，但細胞內卻無法掃除·OH之任何酵素之存在，因此，目前所使用的抗氧化劑治療法中沒有集中對付ROS家族中最具毒性的·OH。考慮到RA發炎途徑中有ROS之參與，而且·OH又是最具毒性的活性氧，所以我們期望會有可以標靶·OH有效的新治療法。

一種具有展望式的抗氧化劑就是氫分子（H_2）。氫分子可以與

·OH作用，而經解毒作用後不會產生其他自由基。在過去10年研究間，氫分子已被開發用以處理氧化壓力的問題。

許多動物實驗研究證明氫分子對ROS相關的疾病有效的治療，而且也使用在一些臨床治療上，例如第2型糖尿病，代謝症候群，血液透析，肌肉疾病和急性腦幹栓塞。

利用住血吸蟲病（schistosmiasis）相關的慢性肝炎模式的動物模式，首次證明氫分子的治療潛力。在這項實驗中，受住血吸蟲病感染的小白鼠的肝臟，可以利用兩星期的0.7 MPa的氫分子的保護而不再產生慢性發炎。另外，有證明氫分子可以選擇性的消除培養細胞和活體內之·OH。氫分子也被使用於防制深水潛水者的減壓病。氫分子的安全性已建立，在使用氫分子中不會產生副作用。

最近本文作者Ishibashi（2012）報告，氫不僅可以補償性的使用於治療無效的抗類風濕性藥物，而且氫也可以對早期的類風濕性病人，當做診斷或單劑治療藥物之使用。給予病人每日喝500 ml之4~5 ppm H_2水（高氫水），經過4星期後氧化壓力有效的減少，而且RA疾病活性有明顯的改善。**氫似乎可以補助傳統使用的RA治療法，可以減少氧化壓力，氫分子至少對早期發作的病人以及對ACPA負的病人似乎有潛力性的幫助診斷和治療非侵犯性或瞬間發作的RA病人。**

同時考慮到（圖七）所示之交叉機制，所以作者期望RA病人的動脈硬化的發展也可以利用每日喝H_2而得以緩和甚至防制。

但是使用氫分子治療RA時，仍待有許多問題需要解決，在此領域的專家考慮到飲水含1.6 ppm H_2時比吸入2% H_2氣的濃度還是極端的低，而且氫停留時間短暫，所以作者提出H_2當做一種氣體信息分子的可能性而用以解釋氫效果的作用機制。

另外一項考慮的是關於基因表現的改變，可以利用DNA微列陣分析法（DNA microarray analysis）測出，研究中證明H_2對老鼠肝臟調強548種的基因表現和調降695種基因表現，其中與氧化還原作用相關的基因特別顯著。此項研究的結果是H_2造成基因表現的許多效應中，可能在生物體內間接轉入分子間的作用。

(8)使用氫防制RA和動脈硬化的期待

在作者的研究報告中，即使不再喝高濃度氫的4星期的洗滌期間，氫似乎還具有影響力。氫的持續性的具有此種效力不能只是會繼續在消除·OH而已，可以相信氫會利用擴散進入各種器官內的細胞質，細胞核甚至於粒線體內。利用高濃度的氫（3~4 ppm）以及飽和的氫水（1.6 ppm H_2）都會在10鐘內快速在肺內達到最高濃度，而且在60鐘內吐出。這樣指出多餘的氫氣在短時間內通過身體與·OH作用，可是在停止供應氫後尚會繼續有效力，應有其他的解釋。

·OH的毒性效果是快速而傷害性的，但是經·OH氧化標靶的分子，可能攜帶活性信息直到它被分解為止。在RA的慢性發炎中，此種受氧化的分子的組成性的刺激（constitutive stimulation）可能被忽略，其中之一種分子就是8-OHdG，可是尚有未知的或被忽略的分子，將來一定要研究。

利用氫治療RA相關的問題也需要解決。假如由·OH所修飾的抗原以及共同表位（shared epitope）的免疫生成分子是引起RA之因，那麼H_2可以消除在RA早期的免疫生成狀態。結果只會有瞬間發炎而已，果真是如此，就不需要組成性的消耗氫，至少可以等到下一次板引事件發生時，例如發生感染或環境壓力時再使用氫來改變RA，或者仍需要組成性的消耗氫來改善RA。此兩種情況都有可能，因為一般相信RA是根據它發作或進展程度而分成各種等級（sub-classes），而根據RA之次等級分類，氫之治療效果不同。

總而言之，氫之治療具有個人機會的窗口，決定RA的進展的治療機會的窗口很重要，假如失去此窗口，則發炎會更嚴重，造成關節和成骨之破壞。氫治療之窗口是依賴氫減少發炎的時段（stages）而定（圖六）**。假如失掉氫治療的機會，就只有限制在對RA的來源的重要性而已，但是從氫治療中，看出RA和ROS間的精緻的相關性後讓人注意到回到最後目的應該是在於決解ＲＡ的自體抗原（auto-antigen）的問題，例如在自體免疫反應發生中如何減少與ROS有關之新表位（neo-epitope）的問題**（圖六）**，我們期望氫治療法在很早期就可以防制RA之發生。**

(9)結論

氫是鈍性氣體存在於人體內，不歸類於醫藥物。但在本文所介紹的氫是具有治療RA的實力。目前製造的富氫水已有商品化可以購買到。

氫的防制效應可以從每日喝高氫水的人群中證明出來。氫對RA

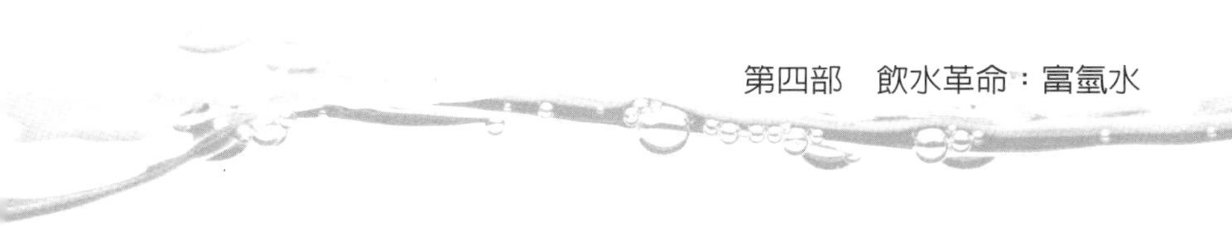

病人的益處，目前急需更進一步的研究。氫治療法具有極端潛力，但是對氫的使用和它之效益尚未完全開發。

〔參考文獻〕

Toru Ishibashi. Molecular Hydrogen: New Antioxidant and Anti-inflammatory Therapy for Rheumatoid Arthritis and Related Disease Current Pharmaceutical Design 2013, 19, 6371-6381.

3.「氫治療法」是一種有效和特殊性的治療「急性移殖對抗宿主疾病」（Acute Graft-Versus-Host Disease）的方法（GVHD）

（一）背景

氫是最多的化學元素，曾應用於化學領域，例如用在燃料過程（fuel processing）和肥料製造（$3H_2 + N_2 \rightarrow 2NH_3$）等。氫是無色，無味，無嚐味，非金屬的高度易燃性的雙原子氣體，是一種生理惰性氣體。

1975年Dole等人發現吸入0.8 MPa總壓的混合氣體（2.5% O_2和97.5% H_2），經2星期後，明顯的抑制小白鼠模式的皮膚鱗狀細胞癌，他們嘗試解釋原因是H_2可能是一種消除自由基的催化劑。

1988年Buxton等人發表一篇論文證明在無細胞系統下氫可以消除由放射性分解（radiolysis）和由光分解（photolysis）所產生的氫氧自

由基（·OH）。

2001年證明一種正常大氣加上0.7 MPa H_2可以顯著的抑制小白鼠受血住蟲引起的慢性肝發炎。

但是以上的研究發現卻引不起學者的注意。

2007年Ohsawa等人發現氫氣是一種抗氧化劑，對抗細胞凋亡，可以保護大腦對抗缺血再灌血引起的傷害和中風。

氫可以利用選擇性的中和·OH和peroxynitrite自由基而保護大腦對抗缺血再灌血後引起的傷害和中風。自此以後氫氣成為治療用的醫學氣體之研究先鋒。

最近由基礎和臨床研究發現氫是一種重要的生理調節因子，具有抗氧化，抗發炎和抗細胞凋亡的功用。可以降低細胞素包括CCL2, IL-1β, IL-6, IL-12, TNF-α等細胞素。

Liren Qian和Jianliang Shen（本文作者）曾提出學說並證明氫在培養細胞和小白鼠體內具有保護放射傷害的效應，也證明氫是有效的可以防制大腦，心肌，肝之缺血再灌血引起之傷害以及其他傷害。

自從2009年以後氫也被應用到器官移植，器官包括小腸，肺，腎和心臟之移植。證明氫可以保護這些器官的同種移植功用（allograft function），可是卻忽略到氫對其他型器官移植的功用的潛力，此種移植就是「同種移植造血幹細胞移植」（allogeneic haematopoietic stem cell transplantation）（HSCT）。

（二）學說呈現

同種移植的HSCT對許多惡性造血疾病是一種強力治療效力的治療法，但它受嚴重併發症之限制。HSCT的一種重要併發症就是發生「急性移植對抗宿主疾病」（acute graft-versus-host disease）（a GVHD）它是由allo-HSCT引起的一種死亡。

a GVHD的病理生理包括3種複雜期（complex stage）第1期（stage 1）包括組織傷害和由pre-conditioning（adaptation適應）引起之細胞活化。第2期（stage 2）包括donor lymphocytes（T cells）之活化，第3期（stage 3）是細胞的和發炎的因子的釋放。這些因子包括TNF-α, IL-1, IL-6等。這些細胞毒性分子在a GVHD的臨床徵候下直接攻擊各種宿主之組織，受激活的細胞也會產生大量有害的自由基，結果造成細胞嚴重的受傷害，自由基在a GVHD發展上扮演重要角色。

現今對a GVHD的標準治療法包括使用高劑量的類固醇（steroids），結果大約只有40%完全反應（complete response, RC）率（rate）。這些CR rate是不足夠的，病人少於CR是高度死亡率，而對類固醇抵抗性的a GVHD之治療很困難，有許多機構使用單株抗體治對類固醇抵抗性的a GVHD，包括anti-TNF-α（mAD）, anti-CD52 mAb, anti-CD147 mAb,（ABX, CBL）, anti-CD3 mAb等。但是它們治療效果不理想，具高度感染率。總之，對a GVHD之治療不能達到明顯的突破，所以有許多研究者從事於想研發新的無毒性有效性的藥物以治療或緩和 a GVHD。

本文的作者提出的學說是氫氣可能對a GVHD是有效的治劑，他們的學說的根據理論是，氫可以調降細胞素CCL2, IL-1β, IL-6, IL-12, TNF-α等，和氫可以選擇性的減少· OH和peroxynitrite自由基。

而且氫尚有其他益處，氫被證明在任何壓力下，是無毒性的，氫可以穿入生物膜和擴散進入細膜質，粒線體和細胞核，保護細胞核內的DNA和粒線體。

而且細胞素包括IL-6, IL-1, TNF-α等，以及自由基早就被認為在a GVHD之形成的發展上扮演重要角色。所以作者認為氫氣之調降細胞素和選擇性的減少·OH和peroxynitrite自由基對a GVHD具有強力治療效果。

（三）測試學說

（1）在室溫安定的濃度（<4.6%，在空氣中，體積）下給病人吸用氫氣，（2）把氫氣溶入水中當做飲用水用，如此可以更方便的每日攝取當做治療用。

富氫飲用水有3種製造方法：（1）由電解產生的氫溶入純水中，（2）在高壓力把氫溶入水中，（3）用電化學法使用Mg與H_2O產生氫。

本文作者利用a GVHD小白鼠（失重，姿勢，活力，毛皮改變，皮膚完整性）的臨床記號做實驗研究根據，而且也檢測TNF-α, IL-2, IL-1β, IL-6含量，這些細胞素對a GVHD之病理生成重要。另外也檢

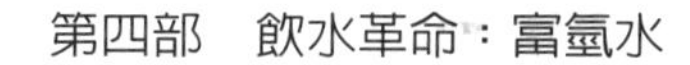

● 抗氧化物質與自由基

抗氧化劑消除自由基

抗氧化物質與自由基

抗氧化劑消除自由基

抗氧化物質	活性氧種類			
	O_2^-	H_2O_2	$\cdot OH$	$^1O_2$
超氧化物歧化酶（Superoxide dismutase, SOD）	○	×	×	×
谷胱甘肽過氧化物酶（Glutathione peroxidase）	×	○	×	×
過氧化物酶（Peroxidase）	×	○	×	×
過氧化氫酶（Catalase）	×	○	×	×
抗壞血酸（V.C）（Ascorbic acid）	○	○	×	○
半胱胺酸（Cysteine）	×	×	○	×
穀胱甘肽（Glutathione）	×	×	○	×
（亞油酸=>過氧化脂質）（Linoleic acid）	×	×	○	×
α-維生素E（V.E）（α-Tocopherol）	×	×	○	×
α-胡蘿蔔素（α-Carotene）	×	×	○	×
β-胡蘿蔔素（β-Carotene）	×	×	○	○
黃酮類化合物（Favonoid）	×	×	○	×
核黃素（B_2）（Riboflavin）	×	×	×	○
胆紅素（Bilirubin）	○	×	×	×
尿酸（Uric acid）	×	×	○	○
氫素（Hdrogen）	×	×	○	×

測體內之血漿MDA，8-OHdG，和內生性抗氧化劑SOD, GSH，為了要發現氫對a GVHD模式疾病之治療效力和機制，他們也檢查Bcl-2, Bax, Caspase-3, Caspase-8的基因表現。

根據這些實驗設計，作者初步證實氫對a GVHD小白鼠模式的治療效力，氫之治療可以保護小白鼠之避免致死性的a GVHD和改善a GVHD之臨床症狀，也可以促進a GVHD小白鼠之恢復白血球數目。作者也檢查血清細胞素如TNF-α，IL-2都可以被氫減少。這些細胞素對a

GVHD之發展很重要。

（四）學說的指示

本研究開啟一種新治療門路，即合併治療醫學氣體和a GVHD之治療領域。本學説是具原創性可能很重要，因為治療醫學氣體從未使用於治療a GVHD，作者期待氫對a GVHD在試管上和體內的研究將會很多。**鑑於a GVHD之高致死性，氫氣的治療可能會帶給我們更大的希望，及更大生存率和更少的副作用。**

〔參考文獻〕Liren Qian and Jianliang Shen: Hydrogen therapy may be an effective and specift novel treatment for a cute graft-versus-host disease (GVHD) J. cell Mol. 1718) 2013, 1059-1063.

第5部

繼續探索富氫水的醫學用途

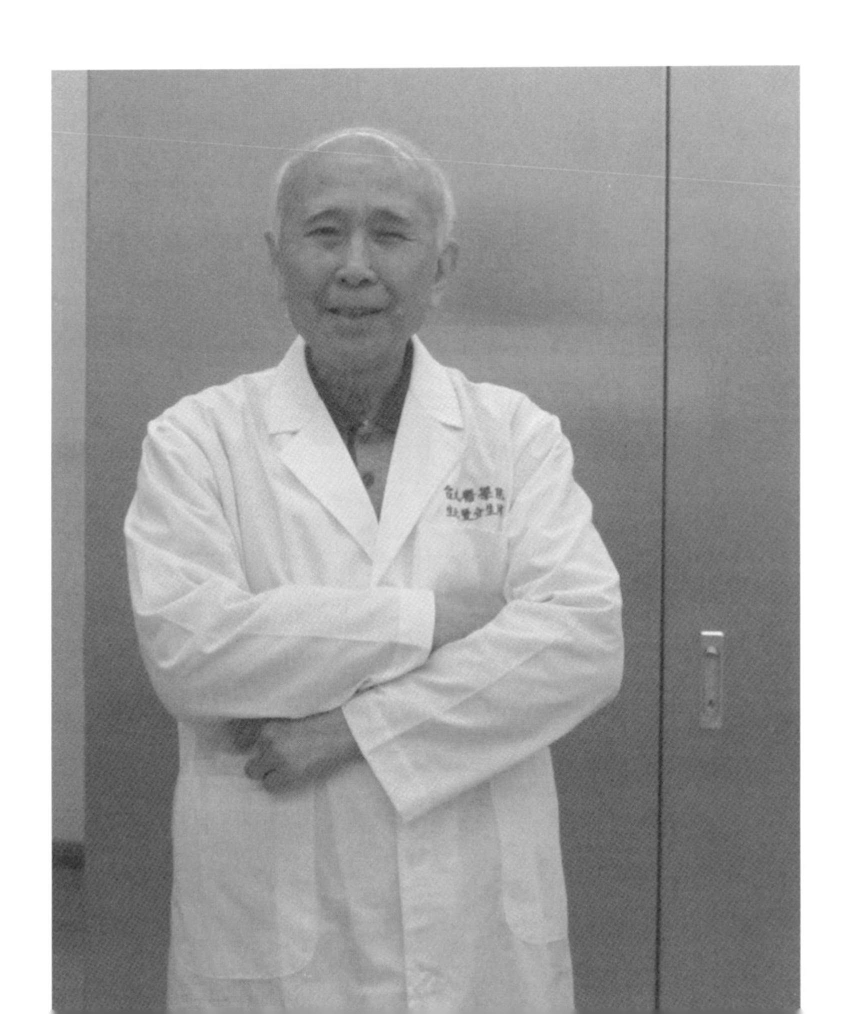

1. 富氫水抑制糖尿病老鼠的氧化壓力而防制神經血管障礙（2013）

糖尿病的腎病變（Diabetic Retinopathy, DR）是一種神經退化性的疾病，得病的早期會造成視力障礙，對有工作能力的成年人造成不可逆的視力損失。

因為糖尿病（Diabets mellitus, DM）的許多併發症與氧化壓力和發炎有關係，所以活性氧（ROS）就被認為是DR病因學之主要因子。許多證據指出當在DM時，視網膜神經元受到不良的影響，在動物模式和DM病人發生血管受傷之前，許多型的神經元早已缺損。糖尿病的血液視網膜屏障（BRB）的被分解，是DR之一般特徵，是視力受損之直接結果，也是人體和實驗動物DM之血管障礙之早期特徵。糖尿病的神經退化是否可以被抑制視網膜內ROS而得以防制，仍待闡釋。事實上，視網膜電圖測定儀（electroretinography, ERG）和振動電位（oscillatory potentials, OPS），它們是反應內視網膜（inner retina）的功能，在DM病人和動物模式的DM的早期就表現不正常。部分的原因是胞突蛋白（synaptophysin）的降低，它在正常人的內叢狀層（inner plexiform）內含量豐富，它對OPS扮演絕對性重要角色。另外，視網膜神經節細胞以及在內核層（INL）內的無軸索的神經細胞在DM病人會凋亡。雖然可以利用BDNF（Brain-derived neurotrophic factor）可以減緩細胞的凋亡，但因為DM內BDNF和氧化壓力間之關係仍是模糊的，所以仍需要新治療法幫助建立ROS對DR的影響。

DM相關之視網膜退化之詳細機制仍待完全闡釋，而且防制糖尿病的視網膜退化也需要肯定的提供證據。

目前為止，所提及的4000種抗氧化劑，大部分是當做「電子供體」（electron donors）可以與ROS作用，形成無害的終產物，但是使用外源性的抗氧化劑在治療上的缺點是低細胞膜滲透性，和高毒性，兩者都限制抗氧化劑的治療劑量的使用的狹窄的窗口。

最近的研究已證明氫分子（H_2）是具有治療效應的抗氧化劑，對各種的疾病模式包括缺血再灌血傷害，發炎性疾病，和代謝症候群。Oharazawa等人（2010）報告富氫食鹽水的眼滴水可以減少視網膜的缺血／再灌血所誘導之傷害造成眼內壓力之瞬間上升。Wei等人（2012）報告富氫食鹽水可以保護視網膜對抗穀胺酸（glutamate）對天竺鼠誘導興奮性傷害。氫可以選擇性的中和強力的自由基（·OH）減少氧化傷害，產生不具傷害性的終產物，氫容易擴散進入器官對人體無副作用。

本研究之目的在於報告富氫食鹽水之效力可以改善神經血管障礙對DR老鼠模式具有保護性的抑制氧化壓力和調強DR之抗氧化酵素的活性。

糖尿病性的視網膜病變（DR）之特徵是增加氧化壓力（oxidative stress）和氮化壓力（nitrosative stress），兩者都會造成神經毒性（neurotoxicity）和血管之滲透性（vascular permeability）。

從過去對各種器官的研究指出富氫食鹽水不僅具有強力的抗氧化劑和抗發炎的性質，而且也可以抑制由氧化壓力所誘導之器官傷害。

本研究是作者評估富氫食鹽水對DR動物模式的神經血管失功用及氧化壓力之保護作用。

用STZ誘導糖尿病的雄性SD老鼠，每日腹腔注射5 mg/kg氫飽和水（實驗組）或食鹽水（對照組），連續一個月，和用視網膜電圖測定儀（ERG）和利用牛血清蛋白（BSA）螢光法分別評估視力功用和血液視網膜屏障（BRB）之完整性。利用光顯微鏡評估內視網膜之組織變化。測氧化壓力之生物指標包括4-HNE和8-OHdG，用ELISA測抗氧化劑酵素活性，包括SOD, glutathione peroxidase, glutathione reductase, glutathione transferase。用免疫法測由胞突蛋白（synaptophysin）和大腦所誘導之BDNF（neurotrophic factor）量。

實驗的結果是STZ糖尿病的老鼠明顯的減少b-波振幅（amplitude）和振動電位（oscillatory potential）減少DM相關之對內視網膜內BRB之分解以及組織之改變。**富氫食鹽水在糖尿病老鼠之視網膜內減少氧化壓力，增加抗氧化劑酵素的活性，和保留胞突蛋白和BDNF量。**

研究結果是根據富氫水的抑制氧化壓力和調強抗氧化劑酵素的活性，**作者結論是富氫水對治療糖尿病性之視網膜病變具有潛力的治療價值。**

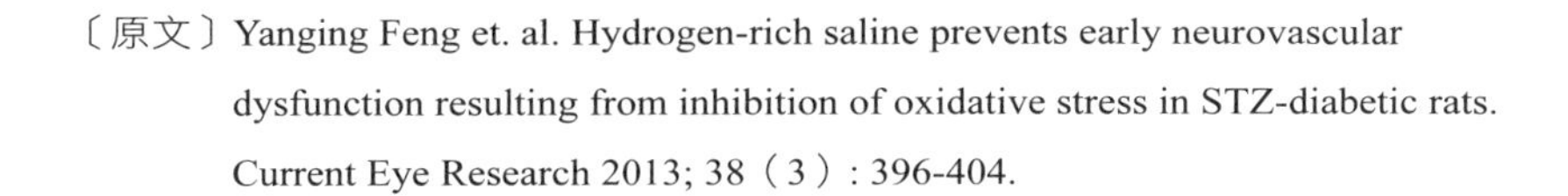

〔原文〕Yanging Feng et. al. Hydrogen-rich saline prevents early neurovascular dysfunction resulting from inhibition of oxidative stress in STZ-diabetic rats. Current Eye Research 2013; 38（3）: 396-404.

2. 氫食鹽水不活化氣喘的老鼠的NF-kB，而減少氣道的重塑（2013）

最近研究證明氫具有很大的治療性的和預防性的潛力，可以對抗由氧化壓力和發炎造成器官的傷害。在此**作者研究富氫食鹽水對老鼠模式之氣喘的氣道發炎和重塑（remodeling）的影響。**

利用卵清蛋白（ovalbumia, OVA）的敏感度激發小白鼠發生氣喘，然後用正常食鹽水或富氫食鹽水在低和高劑量處理小白鼠。測量支氣管與肺胞的灌洗液（BALF）內的細胞數量和細胞素（cytokines）量，分析病理，和MUC5AC，膠原蛋白-III，VEGF，和總磷酸化NF-kB p65量，使用免疫化學法鑑定肺內VEGF的量和位置。

實驗結果證明富氫食鹽水減少細胞數目和BALF內細胞素IL-4，IL-5，IL-13，TNF-α量。

富氫食鹽水之處理也顯著的減少黏液指標，膠原蛋白沈澱和MUC5AC，膠原蛋白-III，和VEGF之表現，也減少磷酸化NF-kB p65量與總NF-kB p65之比值。

富氫食鹽水對抑制氣道發炎和重塑的影響有劑量依賴性。

〔原文〕M. Xiao, T. Zhu, T. Wang, F-Q. Wen. et. al. Hydrogen-rich saline reduces airway remodeling via inactivation of NF-KB in a murine model of asthma. Eur Rev Med Pharmacol Sci 2013; 17（8）:1033-1043.

3. 含氫的食鹽水對急性一氧化碳（CO）中毒的老鼠的影響（2013）

研究已證實當做抗氧化劑的氫氣可以保護大腦對抗因為缺血再灌血後的老鼠引起的自由基。**一氧化碳造成神經傷害，部分原因是由自由基之調節。**

作者假説是氫可以防制CO中毒引起神經傷害。所以設計含氫的食鹽水對急性CO中毒的老鼠具有保護效用的研究。

雄性老鼠給予CO中毒後，腹腔注入含氫豐富的食鹽水（6 mL/kg/24h），含氫豐的食鹽水的製備是把純氫氣注入食鹽水，在0.6 MPa，4℃，經12小時會產生含氫豐富的食鹽水。

利用Morris water maze和open field test檢查老鼠的認知功能，在研究認知功能之後再檢查老鼠血清中微量金屬Cu，Zn，Fe含量和神經元破壞、凋亡和自噬死亡（autophagy）情況。

實驗結果是含氫食鹽水可以改善認知缺陷，減少細胞的壞死、凋亡和自噬死亡之程度，而且氫食鹽水可以降低血清和大腦之Fe含量，

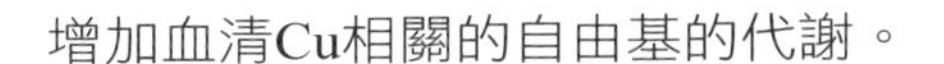
增加血清Cu相關的自由基的代謝。

結論是氫食鹽水可能是有效的保護大腦急性CO中毒後引起的傷害，其保護機制可能是減少體內由微量元素引起之氧化傷害。

〔原文〕Wang W et. al. Effects of-hydrogen-rich Saline on rats with acute carbon monoxide Poisoning J. Emerg Med. 2013, 44（1） 107-15.

4. 喝富氫水可以保護老鼠對抗ferric nitrilotriacetate誘導產生腎中毒以及早期促進腎腫瘤生成事件（2013）

本研究之目的在於測試喝富氫水（HW）後是否可以減少老鼠因ferric nitrilotriacetate（Fe-NTA）處理而產生腎傷害以及抑制早期發生腎腫瘤事件。

老鼠經腹腔注射Fe-NTA溶液（7.5 mg Fe/kg體重）誘導腎傷害，同時喝HW（1.3±0.2mg/l），實驗後發現喝富氫水的老鼠減輕Fe-NTA誘導之腎傷害包括：

抑制血清creatinine和血液尿氮之升高，以及抑制早期促進腫瘤生成事件，包括降低ornithine decarboxylase活性和[3H]-thymidine併入腎DNA。

喝HW抑制Fe-NTA誘導之氧化壓力，經過減少脂質過氧化和peroxynitrite之形成和抑制NADPH oxidase和xanthine oxidase之活性，以及增加catalase活性以及恢復粒線體功能。

喝HW抑制Fe-NTA誘導發炎指標：減少NF-kB，IL-6，和MCP-1之表達和巨噬細胞之疊積在腎臟。喝HW抑制VEGF之表達和STAT3之磷酸化和PCNA之表達。

喝HW減少腎細胞癌之發生率和抑制腫瘤之生長。

實驗結論是喝HW減少Fe-NTA誘導老鼠腎傷害和抑制早期腫瘤促進事件。

〔原文〕Li F Y et. al. Consumption of hydrogen-rich water protects against ferric nitrilotriacetate-induced nephrotoxicity and early tumor promotional events in rats. Food Chem Toxicol 2013, Oct. 15.

5. 氫分子減輕TNF-α誘導成骨細胞之傷害（2013）

腫瘤壞死因子（TNF-α）扮演發炎性疾病，例如類風性關節炎和停經後的骨質疏鬆症的病因的重要角色。最近證明氫氣是一種新的抗氧化劑，具有治療抗發炎和治療許多疾病的效用。本文**作者研究用氫分子治療TNF-α誘導成骨細胞（osteoblast）傷害的效果。**

從新生老鼠之頭頂分離之成骨細胞加以培養，TNF-α會抑制細胞之存活率，誘導細胞凋亡，抑制Runx 2 mRNA之表現，抑制磷酸酯酶的活性，它之活性可以被氫分子恢復。

成骨細胞與氫分子培養後，下列之現象都會受抑制：

（1） TNF-α所增強之細胞內ROS之形成

（2） MDA之產生

（3） NADPH oxidase活性之增加

（4）粒線體功用受傷害，例如增加粒線體之ROS，減少粒線體膜電位和ATP合成之減少。

抗氧化劑酵素如SOD，catalase活性之減少都會被氫分子恢復，而且氫分子也可以抑制TNF-α誘導抑制iNOS之活性，也抑制NO之形成。氫分子也會抑制TNF-α誘導IL-6和ICAM-1 mRNA之表現。

研究的結論是用氫分子處理會減輕TNF-α誘導成骨細胞之受傷害，因為會阻斷氧化壓力和保留粒線體之功用，抑制發炎和NO之生物可用率。

〔原文〕Wen-Wen Cai et. al. Treatment with hydrogen molecule alleviates TNF α-induced cell injury in osteoblast. Mol Cell Biochem（2013） 373:1-9.

6. 富氫水對具有潛在性代謝症候群的病人可以降低血清LDL膽固醇和促進HDL的功用(2013)

過去本文作者群曾發現氫對餵食高脂飼料的黃金倉鼠具有降低脂質的效用。本研究之目的是作者群要確定富氫水（0.9~1.0 L/天）對20位具有潛在代謝症候群病人之血清脂蛋白之含量，組成分和生物

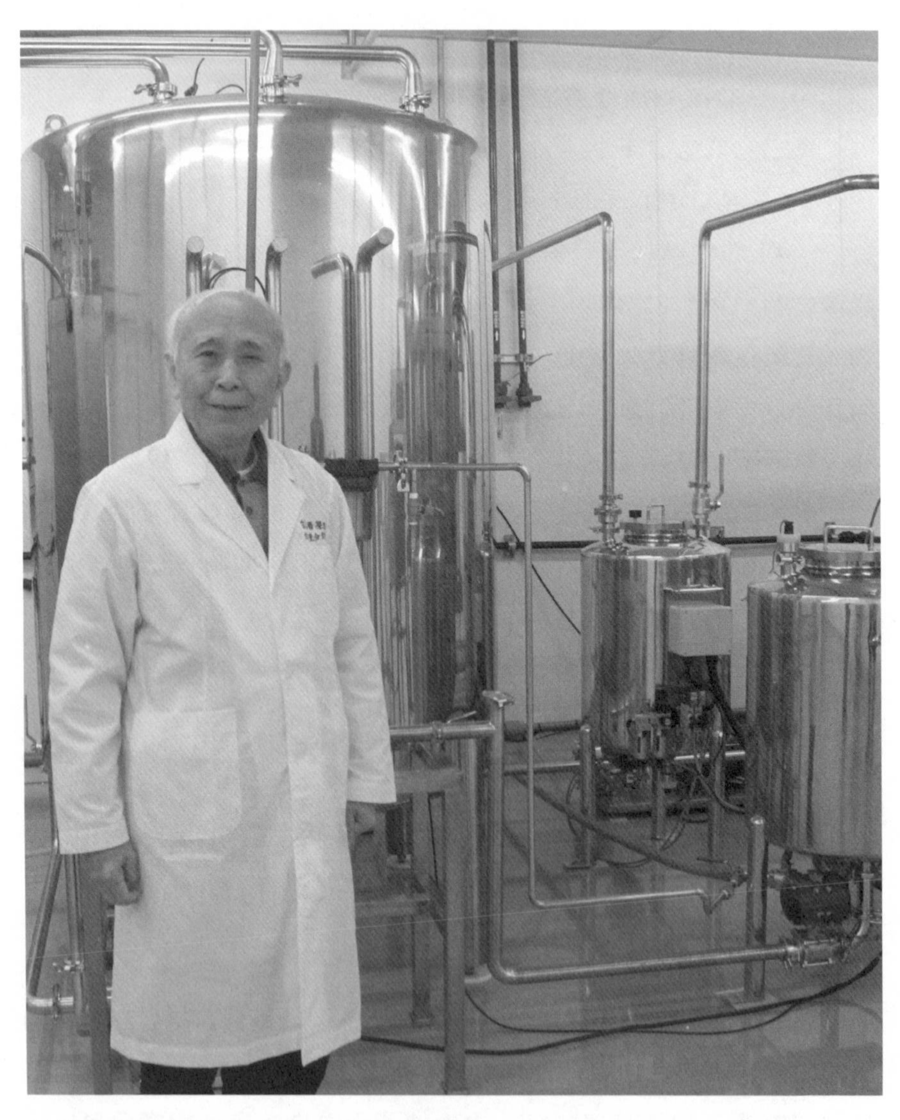

呂鋒洲教授（新德美生物科技公司提供）

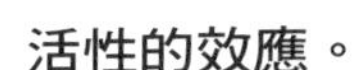

活性的效應。

血脂分析後證明黃金倉鼠攝取富氫水經12星期後的結果是可以降低血清總膽固醇（TC）和LDL膽固醇（LDL-C）量。利用西方點墨分析法（western blot analysis）發現血清apo-lipoprotein（apo） B100和apo E明顯的降低。

而且4種獨立評估方法發現氫顯著的改善HDL之功用：

（1）保護對抗LDL之氧化作用。

（2）抑制腫瘤壞死因子（TNF-α）之誘導單核細胞黏附到內皮細胞。

（3）刺激膽固醇從巨噬細胞的泡沫細胞流出。

（4）保護內皮細胞避免受TNF-α誘導凋亡。

攝取富氫水後使全血清和LDL增加抗氧化劑酵素SOD之活性和降低脂質過氧化產生TBAR量。補充富氫水似乎是可以降低血清LDL-C和apo B量，改善血脂異常之傷害，HDL功用和減少氧化壓力。實驗**結果是富氫水對具有潛在性代謝症候群之防制可能有益效用。**

〔原文〕Song G, Li M. et. al Hydrogen-rich water decreases serum LDL-cholecterol levels and improves HDL function in patients with potential metabolic syndrome. J. Lipid Res. 2013, Tul; 54（7）:1884-93.

7. 富氫水對慢性B型肝炎病人的氧化壓力，肝功能和病毒負荷的影響（2013）

本研究之目的在於研究富氫水（hydrogen-rich water, HRW）對慢性B型肝炎（CHB）病人之氧化壓力，肝功能和HBV DNA之影響。

把60位CHB病人逢機分配成常規治療組和氫治療組，即病人分別只接受常規治療或另外再加上口服HRW（1200~1800 mL/day，每日2次），連續6星期的實驗。

在治療之前後檢查他們的血清氧化壓力，肝功能和HBV DNA量，30位健康水當做對照組。

研究結果是與對照組比較CHB病人之氧化壓力和肝功能明顯受傷害，經治療後在常規治療組之氧化壓力不變，但在氫治療組在治療後氧化壓力明顯的改善，氫治療後肝功能顯著改善，HBV DNA明顯減少。雖然治療後的兩組之間氧化壓力有顯著差異，但是肝功能和HBV DNA量可相比，但兩者有改善之趨勢。

實驗的結果是HRW顯著的減少CHB病人的氧化壓力是值得繼續再做長期的治療研究以肯定HRW對肝能和HBV DNA量的影響。

〔原文〕Xia C. et. al. Effect of hydrogen-rich on oxidative stress, liver function, and viral load in patients with chromic hepatitis B. Clin Transl Sci 2013, Oct; 6（5）372-5

8. 口服氫水對小白鼠肝臟纖維蛋白生成（fibrogenesis）的影響（2013）

肝臟之纖維變性（liver fibrosis）是通常發生的慢性肝臟疾病。許多細胞受傷害後發生發炎反應而活化肝臟的星狀細胞（stellate cells），它是主要導致肝臟發生纖維化的細胞。

活性氧（ROS）傷害肝臟是治療肝臟纖維變性的有希望的標靶（target）。而根據研究報告知道氫水（hydrogen water）有潛力的可以治療與ROS相關的疾病。

本研究在於報告氫水對肝臟纖維蛋白之生成（fibrogenesis）之影響以及其作用的機制。

把氫水（1.24 mg/L）和對照的水餵給小白鼠（C57BL/6）後用CCl4，thioacetamide以及bile duct ligation分別處理誘導肝臟之纖維變性，然後分離小白鼠體內的肝細胞和肝星狀細胞，再用有（無）氫的培養液培養，最後檢查氫對ROS誘導肝細胞之傷害或肝臟星狀細胞的活化情形。

實驗的結果是氫水會顯著的抑制由CCl_4和thioacetamide模式所誘導的肝臟纖維蛋白之生成，但是不會抑制由膽管結紮模式（bile duct ligation）所誘導的肝臟纖維蛋白之生成，此模式不會產生活性氧。

分離的肝臟細胞用1 μg/mL的抗生素antimycin A處理·OH自由

基，培養液中的氫水可以選擇性的抑制肝臟細胞產生·OH和明顯的抑制antimycin A所誘導之肝細胞之死亡，但不會抑制肝臟星狀細胞之活化。

研究結論是氫水保護肝細胞避免受· OH自由基之傷害，因此抑制肝臟之纖維蛋白之生成（fibrogenesis）。

〔原文〕Yukinori Koyama et. al. Effects of oral intake of hydrogen water on liver fibrogenesis in mice. Hepatology Research 2013, doi:10, 1111/hepr. 12165.

9. 富氫水對老鼠模式的潰爛性結腸炎有保護效力（2013）

潰爛性結腸炎（ulcerative colitis, UC）是一種發炎性腸疾病（inflammatory bowel disease, IBD）。其特徵是一種小腸慢性的再發性的，和緩和性的發炎狀態。慢性小腸發炎早期會增加活性氧之發生，而活性氧之產生以及抗氧化劑之可用性與疾病的嚴重性和疾病的進展相關。

另外在IBD的病理與血管新生的改變（altered angiogenesis）也有關係。當做一種基本的血管新生之調節劑（regulator）的VEGF（vascular endothelial growth factor）在動物以及UC病人的損害組織有高度的表現，VEGF與腸損害之嚴重性和黏膜的血管新生有關係。利用中和性的抗VEGF抗體，可溶性VEGF接受體，可以顯著的緩和

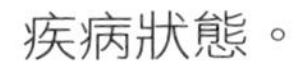
疾病狀態。

目前抗發炎藥物和免疫抑制劑，在臨床上使用於IBD，可是這些藥物之有益表現有限，在長期治療中≦25%~33%之UC病人需要動手術，因此急需要發展出對IBD更有效的治療方法。

最近使用化合物包括embelin, Vitamin E和melatonin可以對動物模式的UD傷害有緩和作用，表示抗氧化劑對UC是有希望的治療劑。

氫分子是一種新抗氧化劑，可以掃除·OH自由基，氫可以容易的穿透生物膜，擴散進入細胞質，達到所要標靶的細胞器，阻止活性氧之傷害，氫也被證明在臨床上使用是安全的。自從2007年Ohsawa報告氫對老鼠模式的腦栓塞有顯著的治療效果後，氫對動物疾病模式和病人的治療廣受研究。

氫曾被研究治療胃腸疾病，氫可以緩和保護在小腸移植時之受缺血再灌血的傷害。利用sodium sulfate誘導小白鼠模式的IBD的病理結果，包括失重，增加腸炎分數（colitis score）在腸損害之處升高細胞素（cytokines）等，都可以使用飽和氫水加以抑制。可是氫在老鼠身上對UC和血管新生的發展和VEGF之表達仍不清楚。醋酸（acetic acid）之誘導老鼠產生腸炎，從組織檢查上類似人體之UC，而且也可以反應到傳統使用之抗氧化劑和對IBD之標準治療。用醋酸誘導之動物模式的腸炎曾用以研究embelin, Vitamin E, melatonin和Boswellia serrata對UC的保護效力，因此本研究作者就利用醋酸誘導老鼠模式的UC，用以研究富氫的食鹽水對腸黏腸損害疾病之活性和VEGF表達之研究。

利用腸內注射醋酸後誘發老鼠UC，氫是經過腹腔注射10或20 ml/kg之富氫水，每2天注射1次，經過2星期，利用大便一致性（stool consistency）和失去重量評估UC之發展。在實驗終了再利用巨觀及微觀顯微鏡（macroscopic和microscopic）觀察結腸黏膜傷害程度以及利用免疫組織化學方法檢查結腸黏膜內VEGF之表達。

實驗結果是投入醋酸誘導老鼠急性下痢，失重和結腸黏膜傷害。可是富氫水處理之老鼠減少失重和下痢和緩和結腸黏膜傷害。UC老鼠VEGF之表現增加，而氫處理老鼠VEGF受抑制。

結論是富氫食鹽水有效的保護老鼠之產生UC，其部分原因是抑制VEGF。

本研究作者建立一種利用醋酸誘導UC的動物模式，即7%之醋酸進入結腸後，很快的使結腸發展出嚴重發炎，潰爛，充血，水腫和結腸腺之破壞和下痢及體重損失，從巨觀和微觀上發現UC模式之誘導成功，可以利用此模式評估氫對UC之治療效應。

氫是一種新抗氧化劑對抗ROS相關各種疾病系統之保護功效，包括UC早已廣泛被研究。吸入氫已被證明可以減少心肌，肝和小腸之缺血再灌血之引起傷害。HS對高氧誘導之視網膜病變具保護效果，新生兒缺氧引起之傷害以及肺高血壓具保護效果。氫應用到器官之保留液UW和HTK，保護器官移植後之發炎和細胞凋亡，本文作者的研究證明HS顯著的減少結腸黏膜傷害和UC老鼠模式之疾病。

在利用dextran sodium sulfate誘導小白鼠IBD模式中，氫顯著的抑制在腸傷害處之細胞素，包括IL-12、TNF-α和IL-1β。作者過去實驗證明HS有效的保護一些老鼠模式之受ROS傷害和減少脂質之氧化作用，3-nitrotyrosine之產生和促發炎細胞素如IL-1β, TNF-α之產生，作用相信氫的抗氧化和抗發炎性質保護對抗UC。作者發現在UC組織中，VEGF增加，但會受氫之抑制，其結果與其他報告一致。

氫除掃除ROS外，也可以抑制VEGF，可能也是氫之一種保護作用。VEGF之增加會增加血管滲透性，結腸黏膜易使發炎細胞浸潤。因此氫抑制VEGF，可以緩和慢性發性和發炎相關之血管新生。

與其他試劑比較，例如抗體或抗代謝物（anti-metatbolite），HS是比較不貴，較安全的治療效用，而且氫溶液比氫氣更有效。HS似乎是一種有希望的對UC之治療劑，適合開發成為UC臨床治療劑。

〔原文〕Jinghu He et. al. Protective effects of hydrogen-rich saline on ulcerative colitis rat model. J. Sur Rer（2013） E1-E8.

10. 小白鼠口服氫水後誘導胃產生具有神經保護功效的「類生長激素」（飢餓素）（ghrelin）（2013）

氫分子（H_2）的治療潛力表現在許多人體疾病和動物模式上，包括巴金森氏病（PD）。補充含氫的飲水已證明對PD病人具有改變疾病和對PD模式的小白鼠具有神經保護作用，可是補充氫水後卻在紋狀體內檢查不到氫分子的量，表示氫尚具有間接性的效果。

作者證明小白鼠補充氫水（用3種不同方法製造：（1）鎂棒，（2）水電解，（3）氫氣）會使胃增加分泌一種mRNA編碼的ghrelin，和ghrelin的分泌，ghrelin是一種生長荷爾蒙，它是atenolol（β1-adrenoceptor blocker）之擷抗劑。他們認為氫對PD病人之神經保護效應之一是在於增強調節產生ghrelin。

他們的實驗結果有（1）口服氫水使胃誘導ghrelin基因之表現，（2）口服氫水後保護β1-adrenoreceptic receptor signaling，調強ghrelin之分泌，（3） ghrelin之作用受阻斷後，氫水對PD模式的小白鼠之保護作用就被廢除。

他們的發現證明口服氫水的神經保護效應之一是從胃部誘導產生神經保護性的胜肽荷爾蒙ghrelin，其次是活化ghrelin receptors。

Ghrelin對PD之神經保護作用早已被證明，ghrelin之接受體（growth hormone secretagogone receptor, GHSR）在黑質（substantia nigra）之dopaminergic neurons有高度的表現。一般人認為ghrelin之保護黑質多巴神經元的作用在於經過uncoupling protein-2（UCP-2）依賴性的粒線體機制，可是本研究之作者發現小白鼠餵7天的氫水後，其UCP-2 mRNA或蛋白都無表現，表示氫水對表現GHSR的作用另有其他機制存在，可能有PI3K/AKT之參與。

已報告飽和的氫水（大約0.8 mM）會改善PD病人之症狀，0.05%的氫水成功的對PD模式小白鼠維持多巴神經元，本研究之作者使用3種不同方法製造的氫水，氫的濃度在0.04~0.8 mM之間，可以觀察到氫水對誘導ghrelin保護多巴神經元的效果是無劑量相關係，因此只要有小量氫水就足夠對胃誘導ghrelin之產生，以及其次的神經保護作用，但在腦部檢查不出氫之存在，有趣的是，小腸內微生物可以產生氫氣（組織性的），而且lactulose（一種合成的雙糖）也會有效的增加大腸細菌產生H_2，可是攝取lactulose卻不會明顯的影響多巴神經元之生存。

以上的**實驗結果強調胃之ghrelin在氫水對神經保護作用性上的重要性。**口服氫水是有用的，可以當做對PD治療劑。在一般人的建議中認為補充氫分子的影響可能是在於它扮演抗氧化之角色，但是本研究之作者發現口服氫水之具有神經保護作用是在於活化一種內生性的胃的ghrelin system，它緊密的結合到β-adrenergic receptor signaling。

表示氫分子對各種疾病的治療新應用的可能生。

〔原文〕Akio Matsumoto et. al. Oral hydrogen water induces neuroprotective ghrelin secretion in mice. Scientific Reports 3:3273 DOI:10, 1038/srep 03273.

11. 飲用氫水防制卵巢切除的老鼠的骨量減少（osteopenia）（2013）

研究證據指出氧化壓力對骨質疏鬆症扮演重要角色。最近證明氫氣是一種新抗氧化劑，可以選擇性的減少活性氧（ROS）中的氫氧自由基（·OH）和過氧化亞硝酸鹽（preoxynitrite）。氫是一種強力的治療性抗氧化劑，本研究報告之目的在於研究飲用氫水（hydrogen water, HW）對卵巢切除的老鼠誘導骨質減少的影響。

HW（1.3±0.2 mg/L）給卵巢切除的老鼠飲用，經過3個月，然後收集血液和骰骨（femur）和脊椎（vertebra）以評估HW對骨減少之影響。

卵巢切除後的老鼠飲用HW後不會明顯的影響雌激素（oestrogen）的產生，但會防制骨質量（mass）之損失，包括在骰骨以及脊椎的骨礦物質含量和骨礦物質之密度。而且保持機械壓力包括最高負荷（ultimate load），僵硬度（stiffness），能量（energy）和骨構造，包括在骰骨之小樑骨體積部分（trabecular bone volume faction），小樑骨數目，和小樑骨厚度；和保持機械張力，包括最大負荷和僵硬度以及骨構造，包括脊椎之小樑骨體積部分和小樑骨之數目。

而且飲用HW後廢除氧化壓力和抑制卵巢切除老鼠之骰骨之IL-6和TNF-α mRNA之表現。HW增加內皮NOS活性和增強血管NO量。

飲用HA後抑制卵巢切除之老鼠之骨質流失，其因可能是經過廢除由抽取雌激素（estrogen）後所誘導之氧化壓力。

〔原文〕Guo JD et. al. Hydrogen water consumption prevents osteopenia in ovariectomized rats. Br. J. Pharmacol 2013; 168（6）:1412-1420.

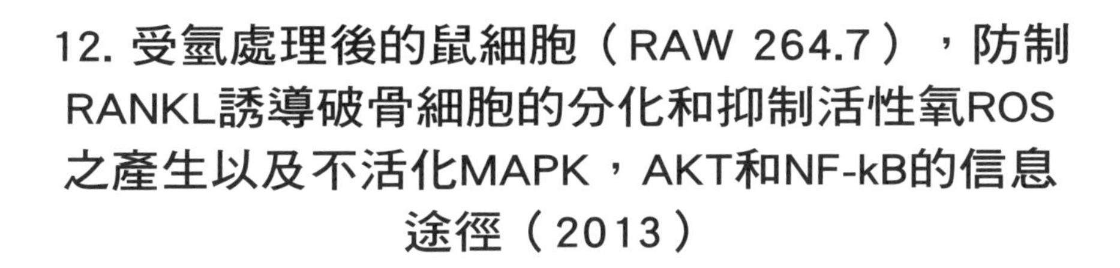

12. 受氫處理後的鼠細胞（RAW 264.7），防制RANKL誘導破骨細胞的分化和抑制活性氧ROS之產生以及不活化MAPK，AKT和NF-kB的信息途徑（2013）

氫分子（H_2）對骨之保護作用已經在若干骨質疏鬆症的動物模式中證明，但是它之作用機制仍未明。

破骨細胞的分化（osteoclast differentiation）的機制是骨質流失相關疾病之重要因子。本研究報告作者在評估含有氫分子培養的鼠細胞（RAW 264.7）對RANKL（receptor activator of NF-kB ligands）誘導破骨細胞分化的影響，作者發現經過氫分子處理後的細胞RAW 264.7和BMMS可以防制RANKL誘導破骨細胞之分化。用氫分子處理的BMMS細胞抑制RANKL刺激後形成再吸收的窩（凹陷）（pits），用氫分子處理後的細胞減少破骨細胞特異性的指標（markers）的mRNA量包括：

（1）tartrate resistant acid phosphatase

（2）calcitonin receptor

（3）cathepsin K

（4）metalloproteinase-9

（5）carbonic anhydrase type II

（6）vacuolar-type H+- ATPase

經過氫分子處理後的細胞減少細胞內活性氧（ROS）之形成，抑制NADPH oxidase活性，調降Rac-1活性和NOX 1之表現，減少粒線體內活性氧之形成和增強細胞核因子E2-related factor之細胞核轉位以及HO-1之活性。而且用氫分子處理的細胞抑制RANKL誘導之activated T cells和c-Fos的細胞核之表現，而且用氫分子處理的細胞抑制NF-KB之活化和減少p38，ERK，C-Jun，AKT之磷酸化作用。

作者的結論是氫分子防制細胞受RANKL之誘導破骨細胞之分化以及抑制活性氧之產生和不活化NF-kB，MAPK和AKT的信息途徑。

〔原文〕Li D Z et. al. Treatment with hydrogen molecules prevents RNKL-induced osteoclast difterentiation assoualed with inhiaition of ROS formation and inactivation of MAPK, AKT, and NF-KB Dothway in murine RAW2647 cells J. Bone Miner Metab. 2013 No.7

13. 氫分子可以使老鼠阻斷氧化壓力和減緩由微重力模式誘導之骨質損失（2013）

⑴摘要：氫分子治療可以減輕老鼠之由微重力模式誘導之骨質損失（microgravity-induced bone loss），恢復成骨細胞之分化（osteoblastic differentiation）和抑制破骨細胞之分化（osteoclast differentation）和成骨細胞之生成（osteoclastogenesis）。

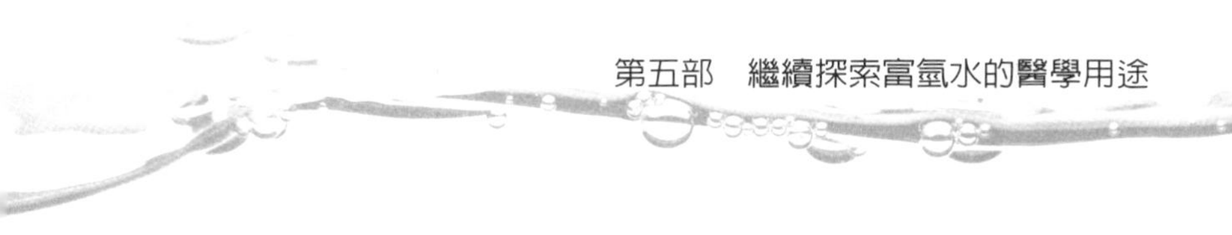

⑵概述：最近已證明氫氣具有治療性的抗氧化活性，可以選擇性的減少具有細胞毒性的活性氧（ROS）。本研究之目的在於闡釋氫之治療上是否可以減緩老鼠因由微重力模式所誘導產生之骨質損失。

⑶實驗方法：利用身體後肢懸掛法（HLS）和利用試管（*in vitro*）之旋轉壁皿生物反應器法（rotary wall vessel bioreactor）對老鼠誘導微重力模式（model microgravity）經過6星期之HLS的使骨質損失，同時給予氫水（HW）喝，而且也研究含氫水之培養劑（HRW）培養MC3T3E 1細胞和RAW 264.7細胞在暴露於微重力之模式下。

⑷實驗結果：用HW處理的老鼠，可以減輕HLS對骼骨以及腰椎骨所誘導之減少骨礦物質密度，最大負荷（ultimate load），僵硬度和能量。用HW處理之老鼠減少HLS誘導MDA和peroxynitrite量之疊積，和減少骼骨和腰椎骨之硫醇量。培養劑含氫水的MC3T3-E細胞可以抑制微重力模式誘導活性氧之形成，減少成骨細胞之分化，增加receptor activalor of NF-kB ligand對osteo-protegerin之比值。調強iNOS和Erk 1/2之磷酸化作用。

⑸實驗結論：**用氫分子處理的老鼠減輕微重力誘導之骨質損失，因此可以推想氫分子是一種太空飛行人之營養補充物，但本研究尚待人體試驗。**

〔原文〕Sun Y. et. al. Treatment of hydrogen molecule abates oxidative stress and alleviates fore loss induced by modelld microgravity in rats. Osteoporous Int. 2013(3) 969-78.

14. 氫治療巴金森症的引領研究：一項逢機，雙盲，安慰劑，控制試驗（2013）

巴金森症病人（Parkinson's disease, PD）的腦部黑質內增加鐵和脂質過氧化作用，但減少還原型的穀胱甘肽（glutathione），暗示著氧化壓力（oxidative stress）在PD病因上扮演重要角色。

最近的研究知道氫分子（Moleular hydrogen, H_2）可以當做一種治療用的，和防預用的抗氧化劑。溶解氫的水（H_2-water）可以減少「多巴胺生成的神經元細胞」（dopaminergic neuronal cells）的損失，和減少製造氧化壓力的4-hydroxy-2-nonenal，表示攝取氫水是可以減少神經元中毒之傷害。

本研究報告是氫水可以改善PD病之病情。病人喝氫水經過48星期後，利用UPDRS評分法評分測定病情進展。

這是一項安慰劑，控制，逢機，分層，雙盲，平行組之臨床試驗，在醫院內經過倫理委員會認可的，利用氫水治療PD病人的試驗。PD病人在服用levodopa（L-dopa）藥物，他們的Modified Hoen and Yahr stage的分數在1~4之間，所試驗的病人沒有其他嚴重疾病和惡性腫瘤或藥物造成的不良反應。參與試驗的病人，每日喝1000 ml的飽和氫水（0.8 mM H_2）經過48星期，對照組是喝安慰劑之水（placebo water group），利用UPDRS（part 1~IV）的總分數的改變，評估病人從基線（0星期），經8，24和48星期間的UPDRS的變化，評估氫水對PD病人的治療效果。

有18位PD病人包括11位婦女的平均年齡是62.75±9.4歲，在2010年1月到2011年3月間，隨意喝氫水和對照水。在試驗期間病人不改變治療或服藥。病人可以完全忍受喝氫水，沒有副作用。喝氫水的PD病人從基線點（0星期）到48星期的總PUDRS分數是-1.0（中線），（-5.7±8.4），而喝安慰劑水的病人的總UPDRS分數是4.5（中線）（4.1±9.2）（$P<0.05$）。9位參與喝氫水試驗的病人中有6位有改善，1位無變化，實驗結果是喝氫水對PD病病情有顯著的改善。

本次用人體試驗的結果與過去用PD動物實驗的結果相同（2009）。當氫水進入老鼠胃內後，可以從血液中偵測到若干μM的氫水（2009）。喝氫水後大約有40%之氫被身體吸收（2012），但尚未報告喝氫水後在人腦中之含量。

老鼠在吸入氫氣時，可以從老鼠之紋狀體（rat strictum）中偵測到。即使喝0.08 ppm低氫濃度，也不能偵測到氫濃度的改變，不知道為何即使在低氫濃度時就對動物模式的腦有效果。

Ohsawa等人（2007）報告氫在試管內可以選擇性的減少·OH，但不是$O_2^{\cdot-}$，H_2O_2或NO。氫的效力不僅可以掃除氫氧自由基，而且也可以改變基因的表現和信息調控的活性（2012）。在本試驗中氫確實可以顯著的改善PD病人的總UPDRS分數。本試驗是首次使用逢機，雙盲，安慰組，控制，平行，試驗，**試驗結果確定證明喝氫水對PD病人具有顯著效果。**

以後可以利用較長的試驗期和較大數量的病人，而病人包括不服藥以及新病人做試驗進一步證明。

〔原文〕Asako Yoritaka et. al. Pilot sudy of H_2 therapy in Parkinson's disease: A randomized double-blind placebo-controlled trial. Movement Disorders. 28（6）836~839, 2013.

15. 富氫水對「形成不全性貧血」的治療影響（2013）

⑴研究背景：**「形成不全性貧血」（aplastic anemia, AA）是一種骨髓衰竭症候群（bone marrow failure syndrome），其特徵是造血的幹細胞的免疫調節受破壞。**臨床上之症狀可以利用骨髓移植和（或）免疫抑制治療法加以緩和，但常常復發後發展成同源生物細胞系的造血性疾病，仍留臨床上之問題。

由自體T Cells（autologous T cells）分泌出之細胞素，例如INF-γ，TNF-α和IL-6，密切的相關到AA之發展。

最近報告已知富氫水在體內可以抑制細胞素，包括INF-γ，TNF-α和IL-6，本報告在研究富氫水對體內治療AA之潛力。

⑵研究方法：利用小白鼠造成AA模式的動物作實驗，以小白鼠之體重，和基本生理指標評估，計算周圍血液細胞評估恢復造血程度，利用骨髓核細胞（bone marrow nucleated cells, BMNCs），組織

學以及CFU-S和CFU-GM之形成單位，用以評估骨髓微環境之恢復。也在血清中檢查CD4（+）/CD8（+）

細胞比值和細胞素以評定富氫水影響免疫功能之效果。

⑶研究結果：**用富氫水處理的AA小白鼠之體重和周圍血液細胞數目明顯的改善。BMNCs和CFUs數目增加，骨髓微環境也明顯的改善。克服細胞凋亡，增強組織之修護，CD4（+）和CD8（+）細胞數目以及CD4（+）/CD8（+）比值逐漸增加到正常，而血清TNF-α、IFN-γ、IL-6降低。**

⑷研究結果：**作者首度證明富氫水對AA小白鼠增強恢復造血性和免疫性的功用，提示富氫水對AA具潛力的臨床治療劑。**

〔原文〕Zhao S et. al. Therapeutic effects of hydrogen-rich solution on aplastic anemia in vivo. Cell Physiol Biochem 2013; 32（3） 549-60

16. 用餵管給壓迫性潰瘍病的老人以及在試管中氫水對正常人類皮膚細胞的重組的影響（2013）

⑴研究背景：**壓迫性潰瘍（pressure ulcer, PU）在不能移動的老人病人很平常發生。有些研究在如何防制和治療的方法，但得不到足夠效果。**本報告在於用餵管給老人病人餵（TF）富氫水（HW）以了解富氫水對傷口癒合的臨床效果，而且更進一步利用試管實驗對正常

人類皮膚纖維母細胞（OUMS-36）和正常人類表皮細胞株（HaCat keratinocytes）做實驗以闡明氫對傷口癒合的細胞層次的作用機制。

⑵研究方法：徵召22位嚴重具有PU住院日本老人做研究，年齡在71.0~101.0（86.7±8.2）歲之間，男性病人有12位女性病人有10位有吃的問題（eating disorder）和臥床不起症候群（bedridden syndrome）和其他各種疾病，所有病人除接受一般常規PU照顧治療外配合經TF每日攝取600 ml氫水以取代部分水分之補充（HW是0.8~1.3 ppm, ORD: -602~-563 mV）利用逆滲透水（RW）做為對照組。試管實驗的HW<0.018 ppm, ORP+184 mV。

試管實驗的OUMS-36纖維母細胞和HaCat角質細胞分別培養在HW或RW，用免疫染色法檢查細胞之type-1膠原蛋白之重建，用NBT分析法檢查細胞內ROS，用WST-1分析法檢查HaCat細胞之存活率。

⑶研究結果：利用回溯性方法把22位病人分成有效組（EG, n=12）和較少有效組（LG, n=10）。根據治癒評估之結果，PU之EG組住院天數明顯的比LG組少（113.3天對155.4天，P<0.05），縮短率大約28.1%，攝取HW後比攝取HW前EG或LG的傷口大小之減少改變有統計學之改變（EG: 01.4%; LG: 48.6%）（P<0.05; P<0.001）。試管實驗證明HW但不是RW，在UVA照射後之HaCat細胞之ROS減少，在RW受UVA照射之HaCaT細胞之發生細胞核縮合（condensation）和斷片（fragmentation），但HW組則很少。此外，在UVA照射時，在RW培養之HaCaT細胞有粒線體還原能力或OUMS-36細胞之tpye-1膠原蛋白之結構都變壞，但用HW培養之細胞維持不變。

⑷研究結果：**經HF攝取HW的嚴重住院PU病人，證明可以使傷口癒合和早期恢復，從表皮纖維母細胞之type-1膠原蛋白的重合或表皮角質細胞的促進粒線體還原能力和ROS之減少證明出來。**

〔原文〕Li Q. et. al. Hydrogen water intake via tube-feeding for patients with pressure ulcer and its reconstructive effects on normal human skin cells in vitro. Med Gas Res. 2013 3（1）:20.

17. 富氫水對洗腎病人的白蛋白的氧化還原狀況（albumin redox）（2013）

氧化壓力（oxidative stress, OS）之升高與嚴重的心血管病有關，會使洗腎病人（HD）早死，洗腎病人的洗腎期間，血液與洗腎膜間的接觸增加。

本報告在於研究釐清富氫水是否可以有能力使病人在洗腎過程中減少OS。有8位在接受正常洗腎病人接受研究，有兩組洗腎過程進行交叉設計實驗，使用（1）標準之洗腎液，（2）使用富氫水（平均50 ppb, H_2, H_2-HD）。在洗腎過程中從洗腎機之出入口收集血清檢體，分析血漿之Glutathione, H_2O_2, albumin redox state當做OS之標準。在比較出入口之血液OS指標後發現兩種HD處理的病人出入口之血液後發現總Glutathione和還原型Glutathione　明顯減少和H_2O_2也明顯增加，但是在H_2-HD處理組之出口血清比入口血清之可逆性之oxidized

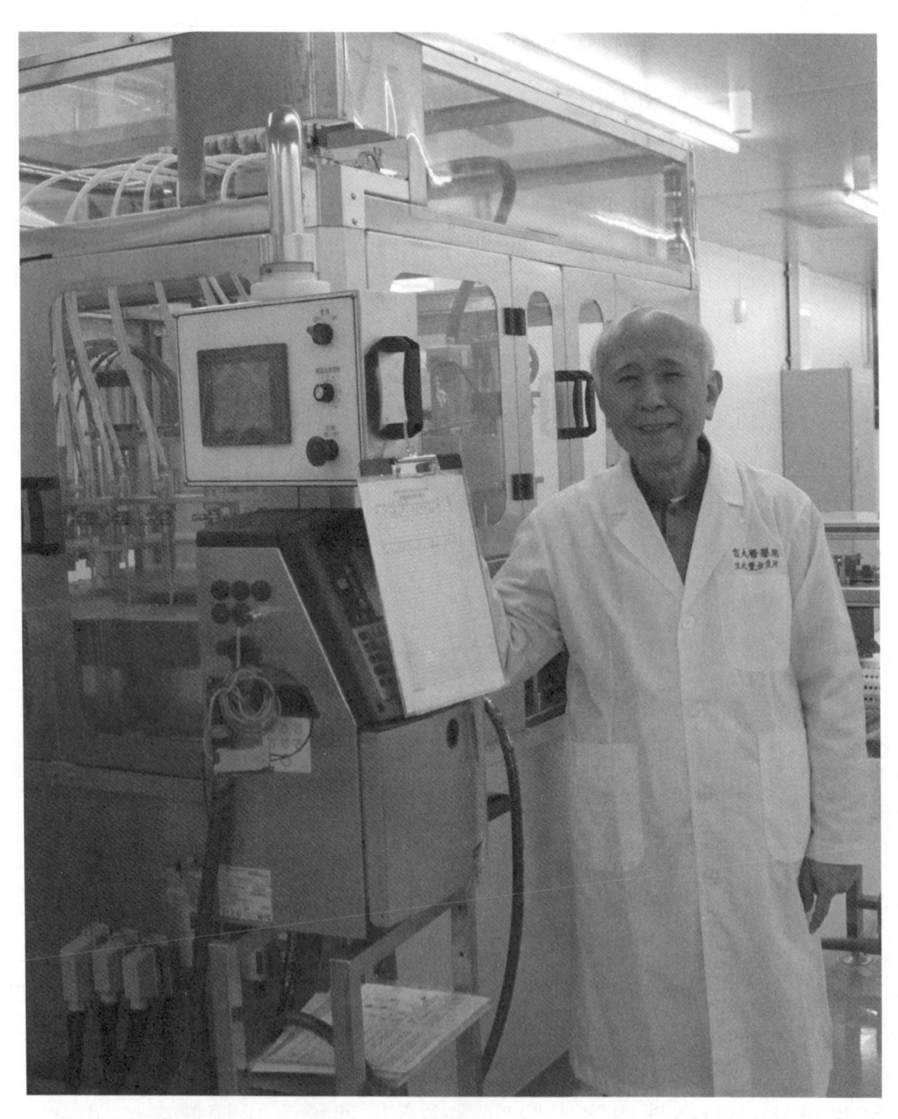

呂鋒洲教授（新德美生物科技公司提供）

albumin之平均比率低，但在標準洗腎液組則無顯著之改變，指出H_2-HD會減少洗腎機內之OS，研究的**結論是使用富氫水可以使洗腎病人減少氧化壓力。**

〔原文〕Terawaki H et. al. Effects of hydrogen（H_2）-enriched solution on the albumin redox of hemodialysis patients. Hemodial Int 2013, Nov. 26, doi; 10, 1111/hdi. 12112

18. 氫促進葡萄糖被骨骼肌吸收，在第1型糖尿病動物改善血糖之控制（2013）

已知氫分子是一種治療性抗氧化劑，但還少有報告氫分子對糖尿病的其他功用。因此本報告研究氫分子對小白鼠C2C12 cells以及人類肝Hep-G2 cells的葡萄糖之運送。使用3種型之糖尿病動物模式：

（1） Streptozotocin（STZ）誘導第1型糖尿病小白鼠

（2）高脂飼料誘導第2型糖尿病小白鼠

（3）基因（diabetic db/db mice）型糖尿病小白鼠

研究結論是氫分子促進C2C12 cells對2-[（14）C]-deoxy-d-glucose（2-DG）之吸收，它是經過glucose transporter, Glut-4之運送，而是經過PI3K, PKC, AMPK之活化作用，但在Hep G2 cells不會刺激Glut 2之運送。在長期腹腔注射（i.p.）和口服（p.o.）氫水後，氫分子明顯的增加骨骼肌細胞膜的Glut 4之表現，和明顯對STZ誘導第1型糖尿病之小白鼠改善血糖之控制。

作者研究證明氫分子的代謝效果類似於胰島素，可能口服氫水對第1型糖尿病是代替胰島素之治療方法。

〔原文〕Amttani H. et. al. Hydrogen improves glycemic control in type 1 diabetic animal model by promoting glucose uptake into skeletal muscle. PLOS one 2013; 8（1）: e53913 doi: 10, 1371/ournal.pone. 0053912, Epub 2013, Jan. 10

19. 多重性的打擊包括氧化壓力是非酒精性脂肪肝炎（NASH）的病因和治療標靶（2013）

多重性平行打擊（multiple parallel hit）包括基因差異（genetic difference），胰島素阻抗（insulin resistance），和小腸內微生物叢（intestinal microbiota）等等的造成非酒精性脂肪肝炎（NASH）之進展。

多重性打擊誘導內臟脂肪素之分泌（adipokin secretion），內質網（endlplasmic reticulum, ER）和氧化壓力（oxidative stress）的細胞層次的誘導肝臟脂肪變性（hepatic steatosis），發炎（inflammation）以及纖維變性（fibrosis），其中氧化壓力是主要之提供者，從脂肪肝進展到NASH。

雖然有些臨床試驗證明抗氧化劑治療法（antioxidative therapy）於短時期內可以有效的控制肝炎活性，但長時間仍是無效。有些長期抗氧化計劃針對治療心血管疾病或癌症之發展失敗不能產生效用，其原因可以這樣的解釋是因為使用的藥物是非選擇性的抗氧化劑。

氫分子是一種有效的抗氧化劑，只會減少最具細胞毒性的活性氧和一些對氫敏感的與氧化壓力相關的疾病。**可以利用富氫水控制NASH之進展到肝癌之發生。因此可以標靶粒線體氧化壓力的氫分子是治療NASH的對象，可以長期利用氫分子介入控制此種複雜性的與生活型態相關之疾病。**

〔原文〕Taki A et. al. Multiple hits, including oxidase sttess, as pathogenesis and treatment target in non-alcoholic steatotic hepatitis（NASH）. Int. J. Mol. Sci 2013, 14（10）: 20704-28

國家圖書館出版品預行編目資料

多喝健康好水：富氫水 / 呂鋒洲 著：
-- 初版 . -- 新北市：新潮社，2014.04
面；　公分 . --

ISBN 978-986-316-503-3（平裝）

1. 水　2. 健康法

411.41　　103003216

多喝健康好水：富氫水

作　　者　呂鋒洲

企　　劃　卡司製作
出 版 者　新潮社文化事業有限公司
總管理處　新北市深坑區北深路三段141巷24號4F（東南大學正對面）
電話 (02) 2664-2511
傳真 (02) 2662-4655／2664-8448
E-mail editor@xcsbook.com.tw
印前作業　新鑫、東豪印刷事業有限公司

總 經 銷　聯合發行股份有限公司
新北市新店區寶橋路235巷6弄6號2樓
電話 (02) 2917-8022
傳真 (02) 2915-6275

初　　版　2014年04月
二　　刷　2014年12月